Christoph Mayr

# Kräuterfibel

## 100 wildwachsende Heilpflanzen

100 Farbbilder

Fünfte, überarbeitete Auflage



VERLAGSANSTALT ATHESIA - BOZEN

Umschlagbild Vorderseite:
Schmerwurz - Tamus communis

Umschlagbild Rückseite:
Bitter- oder Fieberklee - Menyanthes trifoliata

Alle Aufnahmen vom Verfasser

43.—48. Tausend

1985

---


Umschlaggestaltung: R. Prünster, Bozen
Gesamtherstellung: ATHESIADRUCK Ges.m.b.H., Bozen
ISBN 88-7014-130-6

## Vorwort

Die „Kräuterfibel“ liegt jetzt in der fünften Auflage vor, und die verhältnismäßig rasche Folge zeigt vom zunehmenden Interesse, das den Werten der Natur nun allenthalben entgegengebracht wird.
Die bisherigen Ausgaben enthielten auch eine Anzahl von Giftpflanzen, die wegen ihrer Heilkraft dem Arzt wertvolle Dienste leisten können. In den Händen eines Laien bedeuten sie jedoch mehr eine Gefahr als einen Nutzen. Sie sind vor allem Giftpflanzen, und als solche sollten sie betrachtet werden.
Wir haben es deshalb vorgezogen, aus der „Kräuterfibel“ die Giftpflanzen zu entfernen und sie durch unverfängliche Heilkräuter zu ersetzen.
Wer sich für Giftpflanzen näher interessieren sollte, den verweisen wir auf den letzten Band dieser Reihe, die „Giftfibel“.
Der Autor ist Herrn Oberstudienrat Dipl.-Hdl. Friedrich Wiedemann, Frankfurt/Main, für seine wertvolle Mitarbeit an der Neugestaltung der „Kräuterfibel“ zu großem Dank verpflichtet. Dem Benützer dieses Taschenbuches sei nun viel Freude beschieden und, wenn es not tun sollte, auch ein praktischer Nutzen!

Bozen, im Juni 1985

Christoph Mayr

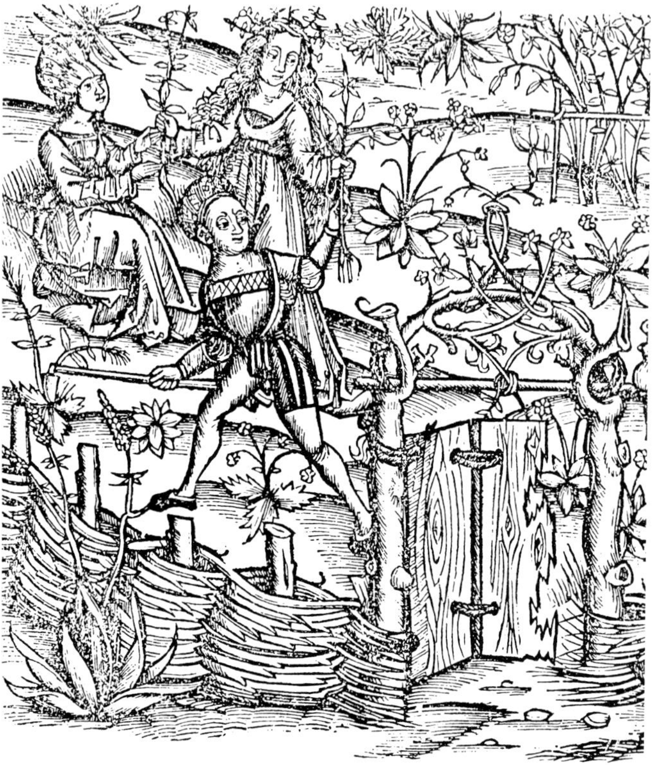

**Sammeln von Kräutern, Ausschnitt aus H. Brunschwig, Destillierbuch, Straßburg 1505**

# EINFÜHRUNG

„Dagegen ist kein Kraut gewachsen!" Das ist eine resignierende Redewendung, die leider Gottes auf viele Plagen zutrifft, angefangen von den Launen und Tücken des Wetters bis zu den unablässig steigenden Preisen. Aber auch den Unverstand des Zivilisationsmenschen, mit dem er die Umwelt allmählich zugrunderichtet, könnte man mit diesem Seufzer abtun. Da ist „Hopfen und Malz verloren", möchte man meinen. Erfreulicherweise gibt es jedoch Anzeichen, daß immer mehr Leute des fragwürdigen Fortschritts überdrüssig sind und sich wieder nach natürlicheren Dingen sehnen. Man erkennt mit einem Male, daß ein ungestörter Kreislauf der Natur für den Menschen immer noch das Beste ist. Die enge Beziehung zur wiederentdeckten Natur ist aber gar nicht so schnell wiederhergestellt, und man muß damit beginnen, ihre Geheimnisse im kleinen verstehen und schätzen zu lernen. An der Schule der Kräuter kommt man da nicht vorbei.

Wenn dieses Büchlein dazu beiträgt, manchem Spaziergänger die Augen zu öffnen, damit er den meist unscheinbaren Pflänzchen mit etwas mehr Aufmerksamkeit und Achtung begegnet, ist der eigentliche Sinn auch schon erreicht. Ist einmal das Interesse geweckt, führt zur Nutzung der Heilkräfte — soweit sie für einen Laien überhaupt in Frage kommt — nur mehr ein kurzer Weg.

Von jeher versuchte der Mensch, sich vor Krankheiten zu schützen, und die Anwendung von Heilpflanzen reicht wohl in die Urzeit zurück. Ihre Erkenntnis mag sich auf Instinkt, Erfahrung und magische Vorstellungen beschränkt haben. Aufzeichnungen wie die Schriftensammlung des Hippokrates (460—377 v. Chr.) — um die älteste und bekannteste Quelle zu nennen — bildeten die Grundlage eines besonders im Mittelalter zu großer Bedeutung gelangendem Schrifttums über Heilpflanzen und deren Anwendung. Die bekannteste illustrierte Handschrift ist der Wiener *„Codex Constantinopolitanus"*, 512 n. Chr.; das erste gedruckte Kräuterbuch der *„Herbarius"*, Mainz 1484. Besondere Erwähnung verdienen die von der Äbtissin Hildegard von Bingen im 12. Jahrhundert verfaßten me-

dizinisch-naturwissenschaftlichen Schriften und das vom italienischen Arzt Pier Andrea Mattioli (Matthiolus), gest. 1577 in Trient, geschriebene „New Kreuterbuch".
Klosterleute haben sich um Anbau und Anwendung von Heilpflanzen große Verdienste erworben. In Ermangelung eines Arztes wurden sie von den bedrängten Leuten in Krankheitsfällen um Rat und Tat gebeten. Ihnen ist auch die Erhaltung wertvollen Schriftgutes zu danken.
Erheblichen Einfluß auf kranke Leute erlangten pflanzenkundige Kräuterweiblein, die ihre Beschäftigung meist geheimnisvoll zu umranken verstanden. Nicht selten waren sie deshalb als Hexen verschrien. Daß allerhand Schwindler, Quacksalber und Zauberkünstler sich die Hilflosigkeit und Gutgläubigkeit der Leute zunutze machten, war eine Begleiterscheinung der damaligen Zeit. Von den Kräutern erhoffte man sich ja eine alle Anliegen umfassende Wirkung. Selbst Erfolge im Zeichen der Aphrodite versprach man sich von den Kräften der Pflanzen. Der griechische Arzt Dioskurides erwähnte in diesem Zusammenhang schon im ersten Jahrhundert n. Chr. die sagenumwitterte Alraune *(Mandragora),* ein vorwiegend im Mittelmeerraum vorkommendes Nachtschattengewächs. Der menschenähnliche Wurzelstock, auch Galgenmännlein genannt, wurde unter geheimnisvollen Umständen aus dem Erdreich gegraben und als Hauszaubermittel aufbewahrt. Die Alraunwurzel war ein gefragtes Handelsobjekt der fahrenden Leute.
In der Volksmedizin, dem Sammelbegriff aller Heilbräuche der Bevölkerung bilden die Kräuter das tragende Element. Auch die Tiere, als lebenswichtige Gefährten der Bauern, hatte man in die Heilbehandlung einbezogen. Zur Heilung von Viehkrankheiten und zur Steigerung des Milchertrages bereitete man Tränke aus verschiedensten Kräutern. Sonst vermögen die Tiere durch ihren Instinkt selbst die Hilfe der Natur in Anspruch zu nehmen. Wenn ein Hund ein bestimmtes Gras mühsam hinunterwürgt, kann man mit Sicherheit annehmen, daß es keinen Leckerbissen bedeutet, sondern zur Verdauung gerade benötigt wird. Das verletzte Wild weiß instinktiv, wie es sich zu verhalten hat und welche Mittel ihm zur Ver-

fügung stehen, um ein Überleben zu sichern und die Heilung zu beschleunigen.
Manche vom heidnischen Kräuterkult stammende Bräuche sind von der Kirche übernommen worden, und die Verehrung der Kräuter hat sich im bäuerlichen Brauchtum bis heute bewahrt. Am Maria-Himmelfahrts-Tage findet in den Bergkirchen die Kräuterweihe statt. Blumen und Kräuter werden von den Bauern herbeigebracht, damit sie durch die Weihe Kraft zum Schutze von Haus und Flur erhalten. Der am Palmsonntag in der Kirche geweihte Palmbuschen, ein Büschel mit Palmkätzchen (Zweige der Salweide), Ölzweigen und anderen Kräutern wird an einer Stange in der Nähe des Hauses zur Abwehr aller Unbilden des bäuerlichen Jahres angebracht; im Dachboden vieler Bauernhäuser ist zum Schutze vor Blitzschlag ein geweihtes Kräuterbüschl verwahrt; bei schweren Gewittern gab man geweihte Kräuter in den brennenden Herd. In jedem Wohnraum vor allem im Herrgottswinkel der Bauernstuben, findet man geweihte Ölzweige.
Wie man die Dinge auch sehen mag, immer stand der Mensch voller Ehrfurcht und Erwartung den Pflanzen gegenüber.
Die wissenschaftliche Erforschung der Heilpflanzen im eigentlichen Sinne begann erst im vorigen Jahrhundert und ist heute noch lange nicht abgeschlossen; so manch unbekannte Heilkraft dürfte der Natur noch abzugewinnen sein. Die moderne Medizin erkennt den Wert der Heilpflanzen an und bedient sich in zunehmendem Maße ihrer Hilfe. Aus fast vergessenen oder wenig beachteten Heilpflanzen hat die pharmazeutische Industrie neue Erkenntnisse gewonnen und wirksame Präparate hergestellt. Die natürlichen Heilstoffe sind in der Pharmakologie heute nicht mehr wegzudenken.
So segensreich die Heilkräuter auch sind, ihre Anwendung — soweit sie nicht altbewährte Hausmittel betreffen — ist nicht immer ohne Gefahr und es kann nicht genug davor gewarnt werden, unbekannte starke oder gar gifthaltige Drogen nach eigenem Gutdünken zu verwenden. Gevatter Tod ist hier ein aufmerksamer Beob-

achter und kann viel rascher zur Stelle sein als die erhoffte Heilung. Nur der Arzt kann beurteilen, ob und in welcher Dosierung und Zusammenstellung pflanzliche Giftstoffe zur Behandlung herangezogen werden können. **Die in vorliegendem Büchlein abgebildeten Giftpflanzen sind trotz Indikationsangaben nicht als Anregung für Heilzwecke gedacht, sondern dienen ausschließlich zur Bestimmung und somit zum Schutze vor Fehlgriffen beim Kräutersammeln.**

Der Blaue Eisenhut (Aconitum napellus) ist wohl die giftigste Pflanze unserer Heimat. Schon eine geringe Menge der frischen Knollen kann für den Menschen tödliche Folgen haben. Selbst das Berühren der Pflanzen kann zu Hautentzündungen führen. Vor der besonders in Almgebieten vorkommenden Pflanze ist größte Vorsicht geboten.

Das Atropin der Tollkirsche *(Atropa bella-donna)* findet in der Medizin vielfache Anwendung; vorwiegend in der Augenheilkunde und als Gegengift bei Vergiftungen. Die in allen Teilen giftige Pflanze ist lebensgefährlich, und man soll Kinder über die falsche Schönheit der schwarzen Beeren frühzeitig aufklären. Das Atropin bewirkt eine Vergrößerung der Pupillen, und man sagt, daß die Modelle der herrlichen Frauenbildnisse der Italienischen Renaissance unter Einfluß von Atropa belladonna standen. Zuweilen ist Atropin nicht nur als Schönheitsdroge verwendet worden. In besseren Kreisen war man sich gelegentlich im Wege und eine entsprechende Dosis hat dann ein Weiteres getan. Sogar im betrügerischen Pferdehandel spielte Atropin eine Rolle. Das schwere Schnaufen eines betagten Gauls geht dabei für kurze Zeit in ein jugendfrisches Atmen über. Der Einfallsreichtum des Menschen kennt keine Grenzen. Besonders gefährlich, weil er in der Nähe häuslicher Besiedlung wächst und mit anderen Doldenblütlern verwechselt werden kann, ist auch der Gefleckte Schierling *(Conium maculatum)*. Zu trauriger Berühmtheit gelangte der Schierlingsbecher, den Sokrates auf Geheiß seiner Richter ergreifen mußte. Manche Heilpflanzen, die in früheren Zeiten sehr geschätzt wurden, haben heute an Bedeutung verloren. Teils wurde durch wissenschaftliche Forschung der Heilwert als zu gering festgestellt, teils haben sich die Heilkräfte in Verbindung mit anderen negativen Wirkstoffen als nicht vorteilhaft erwiesen. Früher war man anscheinend nicht so empfindlich, oder man hat unangenehme Folgen einfach in Kauf genommen. Matthiolus schreibt über den giftigen Lorbeer-Seidelbast *(Daphne laureola)* — die damalige Bezeichnung dieser Pflanze ließ an Deutlichkeit nichts fehlen — in seinem „Kreutterbuch": „fünffzehn seiner Körner eingenommen und getrunken, purgieren redlich". Die ebenfalls giftige Schmerwurz *(Tamus communis),* die wegen ihres reizvollen Anblicks auf den Umschlag dieses Büchleins kam, wurde unter anderem als Mittel gegen Prellungen verwendet. Die französische Bezeichnung Herbe aux femmes battues — Kraut für die geschlagenen Frauen — ist dabei recht vielsagend.

Viele Heilpflanzen haben seit ältesten Zeiten ihre Beliebtheit beibehalten. Dazu gehört der Wermut *(Artemisia absinthium),* der Schwarze Holunder *(Sambucus nigra)* und vor allem die Kamille *(Matricaria chamomilla).* Der Wermut ist wegen seines starken Bitterstoffes bei vielen nicht gerade beliebt, er ist aber ein hervorragendes Verdauungsmittel und bestens dazu geeignet, einen „verrenkten Magen" wieder in Ordnung zu bringen. Manchmal tut man an Speise und Trank etwas zuviel des Guten, oder es gilt, einen Kater zu bekämpfen. Wen beim Zischen der einschlägigen Brausetabletten ein gemischtes Gefühl ergreift, der versuche es mit einem Wermuttee. Dr. Matthiolus schreibt sogar: „Wermut nüchtern eingenommen, verhütet die Trunkenheit." Wohl die beliebteste und volkstümlichste Heilpflanze ist die Kamille, nahezu unbegrenzt ist ihr Anwendungsbereich. Ihre heilende Wirkung bei Entzündungen ist wohl ihre wichtigste Eigenschaft. Als Kindermittel ist die Kamille nicht wegzudenken.

Schon in altägyptischen Rezeptsammlungen wird auf die medizinische Bedeutung des Wacholders (Juniperus communis) hingewiesen; in der Volksmedizin ist er eine der vielseitigst verwendeten Heilpflanzen. Der aus den reifen

Beeren gewonnene Wacholder-Extrakt ist ein hervorragendes Mittel gegen Husten und Bronchialkatarrh, er wirkt u. a. kräftigend, verdauungsfördernd und blutreinigend.
Einen besonderen Platz in der vorbeugenden und heilenden Therapie nehmen die Kräuterschnäpse ein, die äußerlich und innerlich angewandt werden. Letztere Methode ist sicherlich die beliebtere, und der Begriff vorbeugend ist hier sehr weitläufig. Ein echter Enzianschnaps oder ein Kranewitter ist nach einem üppigen Essen oder sonstigen Strapazen eine Wohltat. Auch gibt es eine Menge sehr guter Kräuterbitter, bei manchen allerdings bleibt der Magen trotz allem weiterhin verbittert. Zur äußerlichen Anwendung werden manche Heilkräuter in Alkohol angesetzt und der so gewonnene Kräuterschnaps als Einreibungsmittel verwendet. Der Arnikageist ist ein vorzügliches Hausmittel gegen Hexenschuß, rheumatische Beschwerden und Muskelentzündungen.
Einen harten Kampf gegen Sturm und Eis führen in den Alpen die Latschen oder die Legföhre *(Pinus mugo)*. Die Kräfte dieser widerstandsfähigen Kieferstaude kommen auch dem Menschen zunutze. Das Latschenkieferöl ist für Inhalationen bei Entzündungen der Luftwege ein sehr wirksames Hausmittel. Als Badezusatz haben Kiefer- und Fichtennadelnextrakte eine heilende und stärkende Wirkung.
Eine Besonderheit auf dem Gebiete der Volksmedizin bilden die Heubäder in Südtirol. Das duftende, mit unzähligen Heilkräutern durchsetzte Alpenheu des Blumenteppichs Seiser Alm ist ein Kräftespeicher ohnegleichen. Das Dolomitenheu hat einen besonders starken und langanhaltenden Gärungsprozeß. Ein Wickelbad in dem heißen Heu treibt so manches Übel aus dem Körper.
Auch für das nicht immer leicht zu bestellende Feld der Schönheitspflege finden Heilkräuter in zunehmendem Maße Anwendung. Sogar der Brennessel wird Ehre zuteil. Die Kräfte der Pflanzen vermögen auch hier kleine Wunder zu vollbringen. Matthiolus schreibt in seinem Kräuterbuch von der Zirbelkiefer: „Das gebrannte Wasser von diesen Zirbeln tilget aus die Runtzeln im Angesicht und laßt die Brüste nicht groß wachsen.“ In letz-

terem Punkt eine nur bedingt erstrebenswerte Wirkung. Auch der gesunde Mensch kann und soll sich der Heilpflanzen bedienen. Als Familientee werden Kräuter in verschiedener Zusammenstellung verwendet. Hagebutte, Kamille und Pfefferminze sind einige der beliebtesten Arten. Es empfiehlt sich, nicht allzulange denselben Tee zu verwenden, da sich nach einiger Zeit die Akkumulation mancher Wirkstoffe negativ auswirken könnte. Bei großer Hitze sind stark verdünnte, eventuell mit etwas Zitrone zugesetzte Kräuterteesorten ein gesundes, durststillendes Getränk. Vortrefflich mundet der aus den Blüten des Schwarzen Holunders *(Sambucus nigra)* gewonnene Sirup. — Zubereitung: 30 Blütendolden (nicht ganz aufgeblüht und bei sonnigem Wetter gepflückt), 2 Liter brunnenfrisches Wasser, 9 in Scheiben geschnittene Zitronen in Glasgefäße abfüllen, mit einem nicht zu festen Leinentuch zubinden. Im Halbschatten stehenlassen, bis der Inhalt klar geworden ist. Durch ein Haarsieb oder Leinentuch filtern und auspressen. Hinzufügen 4 kg Zucker, 1 Liter guten Weißweinessig, umrühren bis der Zucker aufgelöst ist. Den Holundersirup (ca. 4 Liter) in Flaschen füllen und verkorken. Kühl und im Dunkel aufbewahren. Bei Verwendung nach Belieben mit Wasser verdünnen. — Derartig köstliche Getränke bieten gerade bei anstrengenden Bergwanderungen die richtige Erfrischung. Ohne die Gehfreudigkeit zu beeinträchtigen, wird der Durst auf angenehme Weise gestillt. Daß am Ende der Tour auch ein ordentliches Bier den eventuell verbliebenen Durst auf angenehme Weise zu löschen vermag, sei ja nicht in Abrede gestellt.

Mancherorts wird von Kräutern auch richtiger Wein gewonnen. Hier im Lande der Reben ist man wohl diesbezüglich etwas befangen, aber der von den Beeren des Schwarzen Holunders, ist ein ganz respektables Getränk. Wenn auch die geheimnisvollen, vielfach vom Aberglauben geprägten Begleitumstände des Kräutersammelns früherer Zeiten in Vergessenheit geraten sind, sollen gewisse Regeln beim Sammeln und Verwerten der Heilpflanzen nicht außer acht gelassen werden.

Um eine optimale Nutzung der Heilkräfte zu erwirken, soll die Ernte zum Zeitpunkt ihres größten Wirkstoffgehaltes vorgenommen werden. Bei den Blüten ist dies zu Beginn der Blütezeit, bei den Blättern vor oder während der Blütezeit. Früchte und Beeren werden zur Zeit ihrer vollen Reife gesammelt und Wurzeln hauptsächlich im Frühjahr gegraben. Nur gesunde, frische Pflanzen, frei von Krankheit und Ungeziefer, eignen sich zur Verwendung für Heilzwecke. Besonders achte man auf die Umgebung, in der die Pflanze gedeiht. Frisch gedüngte Felder und die Nähe schmutzigen, verseuchten Wassers sind kein Ort zum Sammeln von Heilkräutern, wenn sie dort auch noch so üppig wachsen. Eine Heilpflanze, die auf einem Bahndamm wächst — gar nicht wenige sind dort anzutreffen —, kann nicht dieselbe Heilkraft besitzen wie eine solche, die in unberührter Bergwelt gedeiht.
Das Sammeln der Kräuter sollte möglichst an einem trokkenen, sonnigen Tage erfolgen. Am Morgen, wenn der Tau vergangen ist, verfügen die Pflanzen über die intensivsten Kräfte. Bei den Blüten sind die eben aufgegangenen Knospen am wirksamsten, von den Blättern sollten nur junge, gesunde Exemplare verwendet werden. Beim Sammeln der Heilpflanzen gehe man mit gebührender Vorsicht zu Werke; man reiße die Pflanzen nicht mit der Wurzel aus und sei stets bedacht, keinen Schaden anzurichten. Die Bestimmungen des Naturschutzes müssen genauestens befolgt werden. Manche Heilpflanzen, wie der Gelbe Enzian *(Gentiana lutea)*, sind in einigen Ländern vollkommen geschützt. Allzuviel Unfug ist durch den skrupellosen Raubbau getrieben worden.
Die sachgerechte Konservierung der Heilpflanzen erfordert einige Sorgfalt und das Trocknen der Kräuter soll laufend überwacht werden. Die gesammelten Pflanzen müssen vom Staub gereinigt werden; eventuell kranke, oder welke Blätter sind zu entfernen. Das Sammelgut wird auf Papierbogen ausgebreitet und zum Trocknen auf einen luftigen, staubfreien Platz gelegt. Direkte Sonnenbestrahlung ist zu vermeiden.
Beeren und Früchte trocknet man bei mäßiger Wärme. Wurzeln und Rinden, die vor dem Zerkleinern gut zu

waschen sind, können auch direkt in der Sonne ausgebreitet werden. Sind die Kräuter vollkommen trocken, verwahrt man sie am besten in gut verschließbaren Glas- oder Porzellanbehältern. Trotz bester Konservierung verlieren die Kräuter allmählich ihre Heilkraft und es empfiehlt sich daher, möglichst bald für Ersatz zu sorgen.

Manche Heilpflanzen, wie die Brunnenkresse *(Nasturtium officinale)*, eignen sich für den Frischgebrauch. Die Brunnenkresse ist übrigens nicht nur eine wirkungsvolle Heilpflanze, sondern auch eine vortreffliche Salatpflanze. Es ist wohl nicht zu leugnen, daß die Natur fast auf jeden Jammer eine Antwort weiß, und doch darf man in seinen Erwartungen nicht zu vermessen sein. Ein Alkoholiker wird seine strapazierte Leber gewiß nicht mit Leberblümchen heilen können, ebenso wie ein angehender Herzinfarkt nicht mit Baldrian abzuwenden ist. Der große Wert der Heilpflanzen liegt in der vorbeugenden, lindernden und heilenden Behandlung unserer Alltagsbeschwerden.

So sehr wir auch auf die Erfolge der Chemie stolz sein können und dafür dankbar sein müssen, daß es heute so wirkungsvolle Medikamente gibt — ein vertrauter, in Jahrtausenden erprobter Partner des Menschen ist die Natur. In immer wiederkehrender Folge schenkt sie uns den Segen ihrer Pflanzen. Nach eisstarrer Winterrast, sobald die Sonne sich etwas behaupten kann, kommen die Vorboten einer schier unerschöpflichen Kräuterfülle. Der Mensch darf nur nicht durch seinen Eigennutz den Pflanzen ihren Lebensraum streitig machen. Wer das Wunder der Natur zu begreifen versucht und mit einer vernünftigen Lebensweise das Seine dazu beiträgt, für den ist allezeit ein Kraut gewachsen.

# Zur Benutzung des Buches

**Römische Ziffern:** Die bei den Erläuterungstexten zu den abgebildeten Pflanzen nach dem Sammelgut angeführten Zahlen betreffen die Monate, an denen die Ernte durchgeführt wird. Bei den Giftpflanzen wurde aus naheliegenden Gründen auf diese Hinweise verzichtet.

## Zubereitung von Kräutertees

**Abkochung:** Die Droge wird mit kaltem Wasser in einem bedeckten Gefäß aufs Feuer gesetzt und bis zum Sieden erhitzt. Den Tee läßt man 10—15 Minuten, evtl. auch länger, z. B. Hagebuttenkerne, leicht sieden und vor dem Absieben etwa 10 Minuten ziehen.
Diese Zubereitung wendet man bei Drogen mit hitzeunempfindlichen Inhaltsstoffen an, z. B. bei Eichenrinde, Hagebutten, niemals bei Drogen mit Gehalt an ätherischem Öl.
**Aufguß:** Man übergießt die Droge mit kochendem Wasser in ein vorgewärmtes Nichtmetallgefäß, läßt den Tee anschließend 5—10 Minuten ziehen und gießt ihn dann durch einen Sieb ab, wobei man die Droge etwas ausdrückt. Diese Art der Zubereitung ist das verbreitetste Verfahren, das besonders bei Drogen mit ätherischem Öl angewandt wird. Beim »Ziehenlassen« ist darauf zu achten, daß gut abgedeckt ist. Beispiele: Baldrianwurzel, Pfefferminzblätter, Kamillenblüten, Fenchelfrüchte.
**Kaltauszug:** Man gibt die Droge in ein emailliertes oder Porzellangefäß mit kaltem Wasser und läßt bedeckt 8—12 Stunden tagsüber oder über Nacht bei Zimmertemperatur ziehen. vor Genuß kann der Tee angewärmt werden. Es ist ein besonders schonendes Auszugsverfahren, das bei bestimmten Drogen angewendet wird, z. B. bei der Eibischwurzel, weil sonst der Schleim durch heißes Wasser verkleistert und unwirksam wird. Bei Sennesblättern oder Sennesfrüchten würde heißes Wasser zuviel Wirkstoffe bzw. Harz herauslösen und so Magen- und Darmbeschwer-

den hervorrufen. Auch Bärentraubenblätter sollte man kalt ansetzen, weil bei einer Abkochung zu viel Gerbstoffe in Lösung gingen, die bei empfindlichen Personen Magenschmerzen auslösen.

**Zur Beachtung!**

Der Tee wird immer warm und schluckweise getrunken, bei Erkältungen und krampfartigen Beschwerden heiß. Als Tagesmenge nimmt man in der Regel 3 Tassen: 1 Tasse am Morgen nüchtern, je 1 Tasse, besonders wichtig bei Bitterstoffdrogen, 1/4 bis 1/2 Stunde vor den Mahlzeiten. Die angegebene Tagesmenge gilt für Erwachsene, für Kinder und geschwächte Personen nimmt man etwas weniger, bis zur Hälfte. In jedem Falle ist die ärztliche Verordnung zu beachten. Bei starkwirkenden Drogen niemals Selbstbehandlung. Das gilt besonders für Drogen mit giftigen Inhaltsstoffen. In der Schwangerschaft ist besondere Vorsicht am Platze. Kräutertees trinkt man zweckmäßig ohne Zucker. Zum Süßen von Kräutertees, z. B. bei Erkältungskrankheiten, empfiehlt sich Honig. Besonders bei Magen- und Darmkatarrh ist auf Zucker grundsätzlich zu verzichten. Ebenso auf Honig, energiereiche Süßmittel für Diabetiker, wie Sorbit, Fruchtzucker usw. Evtl. kann man es mit Süßstoff versuchen. Manche Kräutertees dürfen nur beschränkte Zeit genommen werden, da sonst Schädigungen auftreten können, z. B. bei Heidel- und Bärentraubenblättern. Für äußere Zwecke wird in der Regel stärker dosiert.

**Kräuterbad:** Größere Mengen der Droge oder des Drogengemischs werden mittels Aufguß oder meist kurzer Abkochung zubereitet und der Auszug dem Badewasser zugesetzt. Auch Überdosierungen dürften, von einigen Ausnahmen abgesehen, z. B. Senfbäder, nicht schaden. Für Arm-, Sitz- und Fußbäder genügen geringere Mengen. Von den Fertigpflanzenextrakten nimmt man in der Regel etwa 150 Extrakt für ein Vollbad.

**Breiumschlag:** Die Drogen, die mittels Aufguß oder Abkochung zubereitet wurden, werden in ein Baumwoll- oder Leinensäckchen gefüllt und auf die Hautstellen aufgelegt.

**Kosmetische Gesichtspackungen:** Sie sollen das Hautrelief verfeinern, die Talgdrüsenausführungsgänge verengen und durch Saugwirkung die Haut entquellen. Die Kräuterteezubereitung wird in Heilerde oder Porzellanerde eingerührt und mit einem Pinsel aufgetragen. Der angetrocknete Brei wird nach etwa 20 Minuten wieder abgenommen und nach einer kurzen Ruhepause mit einem auf den Hauttyp abgestimmten Gesichtswasser zur Wiederherstellung des sauren biologischen Schutzmantels der Haut nachbehandelt.

**Augenwasser:** Es empfiehlt sich, nur die jeweilig notwendige Menge herzustellen. Geeignet ist besonders Fenchelaufguß, lauwarm angewendet, mit einer kleinen Prise Kochsalz, damit Reizerscheinungen vermieden werden.

**Inhalation:** Bei Erkrankungen der Atemwege, wie Schnupfen, grippaler Infekt, Husten, aber auch zur Behandlung unreiner Haut gibt man den kochenden Absud in eine kleine Schüssel, einen Becher oder Teller. Die Dämpfe werden eingeatmet oder auf das Gesicht unter einem übergehängten Frottier- oder Badetuch einwirken lassen.

**Spülflüssigkeiten und Gurgelwasser:** Die Drogen werden sachgemäß als Aufguß, Abkochung oder Kaltauszug zubereitet. Der Ansatz kann grundsätzlich etwas stärker erfolgen als bei innerer Anwendung. Die bewährteste Spül- und Gurgelflüssigkeit bei Entzündungen in der Mund- und Rachenhöhle ist ein Aufguß oder kurze Abkochung von Salbeiblättern (Salvia officinalis oder Salvia triloba)

## Erklärung zu Abkürzungen und Begriffen im Text

**agg.** Aggregat, Zusammenfassung schwierig unterscheidbarer Arten, Kleinarten.

**L.** (oder andere Namen im Großdruck) bedeutet den Namen des Botanikers, der die Pflanze als Erster systematisch richtig bestimmt, systematisch eingeordnet und korrekt bezeichnet hat. (Prioritätsprinzip) L. = LINNÉ, berühmter schwedischer Naturforscher, 1707—1778

**Syn.** ältere Bezeichnung

**Einjährige Pflanzen:** Sie brauchen von der Keimung bis zur Fruchtentwicklung nur einen Sommer. Nach der Samenbildung sterben sie ab.

**Zweijährige Pflanzen:** Sie bilden im ersten Jahr nur eine Blattrosette, blühen und fruchten aber erst im zweiten Jahr und sterben dann ab.

**Ausdauernde Pflanzen** (= Stauden): Die oberirdischen Teile der Pflanze sterben im Winter ab. Die Pflanze überlebt als Wurzelstock, Rübe, Knolle, Zwiebel.

**Halbsträucher:** Ihr Sproß ist im unteren Teil verholzt, während der obere grün bleibt und im Winter abstirbt. (Salbei, Wermut)

**Zwergstrauch:** Kleine, in ihren Stengelteilen vollkommen verholzte Pflanzen (Bärentraube, Heidekraut, Preiselbeere)

**Sträucher:** Vollkommen verholzte, vom Boden aus verzweigte Pflanzen ohne Hauptstamm, wie beim Baum (Heckenrose, Brombeere)

**Einhäusige Pflanze:** Ihre männlichen und weiblichen Blüten sind getrennt auf einer Pflanze (Fast alle Waldbäume, Birke, Buche, Eiche, Fichte, Tanne)

**Zweihäusige Pflanzen:** Ihre männlichen und weiblichen Blüten sind auf verschiedene Pflanzen verteilt (Wacholder, Hopfen, Brennessel)

**Dorn:** Vollständig verholzter, spitz zulaufender Seitensproß, z. B. bei Schlehe, Weißdorn.

**Stachel:** Hautgebilde wie die Haare, Auswuchs der Oberhaut, oft gekrümmt, z. B. Brombeere, Heckenrose.

**Wurzelstock:** Unterirdischer Sproß, waagrecht oder schräg im Boden wachsend, kann Blattgrün, Knoten und Blätter haben.

**var.** Varietät, Abart einer Pflanze

**emend.** Bei wissenschaftlichen Pflanzennamen: emendavit = hat abgeändert bzw. abgeändert durch — Name des Autors

**Ätherische Öle** sind flüchtige, stark riechende und schmeckende, ölig aussehende (lat.: Aetheroleum) Stoffgemische. Gewinnung erfolgt durch Destillation, Extraktion oder Auspressen. Sie wirken auf die verschiedenen Organe des menschlichen Körpers, vor allem deshalb, weil sie leicht von Haut und Schleimhaut aufgenommen werden. Ausscheidung erfolgt meistens über Lunge und Niere. Sie kommen in allen Pflanzenteilen vor, z. B. Wurzel (Baldrian), Wurzelstock (Kalmus), Rinde (Sandelholz), Blätter (Pfefferminze) Blüte (Kamille), Frucht (Fenchel), Samen (Senf), Knospe (Nelken).

**Alkaloide** sind **alkali**-ähnliche, stickstoffhaltige Naturstoffe mit besonders starker Wirkung, z. B. Morphin (Mohn), Atropin (Tollkirsche), Ergotamin (Mutterkorn).

**»Blutreinigungsmittel«** unwissenschaftliche Bezeichnung für in der Volksmedizin verwandte Drogen, die harntreibend, abführend und z. T. schweißtreibend wirken. Sie werden bei Hautunreinheiten, zu Frühjahrskuren und zur Gewichtsreduktion angewendet. Echte Blutreinigung erfolgt in der Klinik mit der künstlichen Niere (Dialyse).

**Bitterstoffe** sind Wirkstoffe, die die Bildung und Absonderung von Verdauungssäften sowie den Verdauungsvorgang insgesamt fördern. Wirkung erfolgt über die Schleimhaut der Mundhöhle reflektorisch. Einnahme muß vor dem Essen erfolgen.

**Fertigarzneimittel** sind Arzneimittel in Verpackung beliebiger Art, meist fabrikmäßig hergestellt, Menge des Erzeugnisses kann ohne Öffnung oder merkliche Änderung der Verpackung nicht verändert werden.

**Flavone, Flavonoide** sind gelbe (flavus, lat. = gelb, blond) Naturstoffe, sehr verbreitet, meistens schwach und vielseitig wirkend, z. B. harntreibend, schweißtreibend, gefäßwirksam (Rutin), andere Wirkungen unterstützend, z. B. Vitamine (Vit. C)

**Fruchtsäuren** sind im Gegensatz zu anorganischen Säuren, wie Salz-, Schwefel-, Salpetersäure), verhältnismäßig schwache Säuren von angenehmen Geschmack. Abführend, z. B. Wein-, Zitronensäure.

**Gerbstoffe** sind herb-zusammenziehend schmeckende Pflanzenstoffe, die Haut und Schleimhaut adstringieren, schwach gerben, festigen. Stopfende Wirkung, z. B. Heidelbeeren bei Durchfall, gewebsfestigend, z. B. Eichenrinde, bei Frostbeulen.

**Glykoside** sind Naturstoffe, die aus einem Zuckeranteil und einem Nichtzuckeranteil (Aglykon, eigentlicher Wirkstoff) bestehen. Man unterscheidet, z. B. herzwirksame Glykoside (Digitalis), Phenolglykoside (Bärentraube) Anthraglykoside (Faulbaum), Bitterstoffglykoside (Enzian), Cumaringlykoside (Waldmeister), Flavonglykoside (Holunder, Raute) usw.

**Saponine** sind seifenartig schäumende Naturstoffe (sapo. lat. = Seife), die chemisch kompliziert zusammengesetzt sind. Sie wirken reizend auf die Schleimhäute. Bestandteil von Husten-, Nieren-, Blasentees.

**Schleime** sind in der Stärke und der Zellulose verwandte Naturstoffe, die örtlich (!) auf Haut und Schleimhaut einhüllend und reizlindernd wirken. Sie binden Wasser. Bestandteil von Hustentee und darmfüllend, milden Abführmitteln.

**Volksheilkunde** Sie verwendet viele, mild wirkende und auch bekannte stark wirkende Mittel, die von der Schulmedizin weniger beachtet werden, aber auf jahrhundertelange Erfahrungen sich stützen können.

**Homöopathie** ist eine Heilweise, die den Kranken mit stark verdünnten Mitteln bei solchen Krankheiten heilen will, die konzentriert beim Gesunden das Krankheitsbild hervorrufen. Grundsätze: 1. Ähnliches wird durch Ähnliches geheilt. 2. Schwache Wirkungen regen die Selbstheilungskräfte an, mittlere fördern sie, starke heben sie auf. Von den Homöopathen geprägter Gegensatz »Allopathie«.

**Phythotherapie** Pflanzenheilkunde, nicht mit Homöopathie gleichzusetzen.

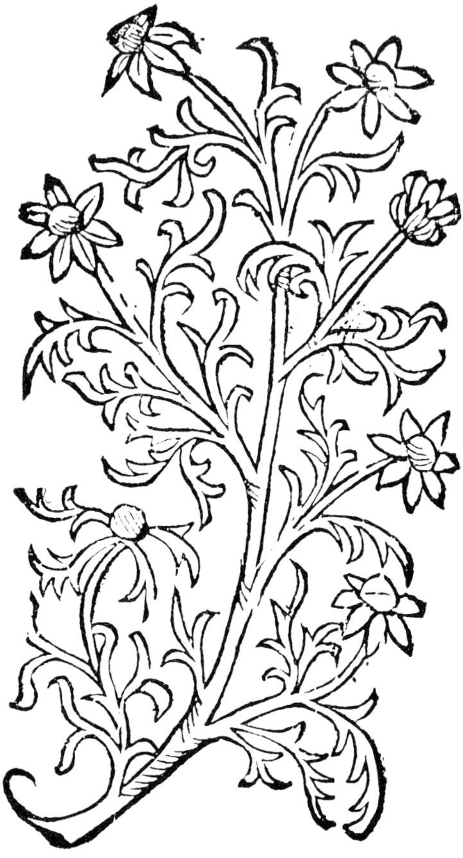

Kamille aus »Gart der Gesundheit«, Straßburg 1486

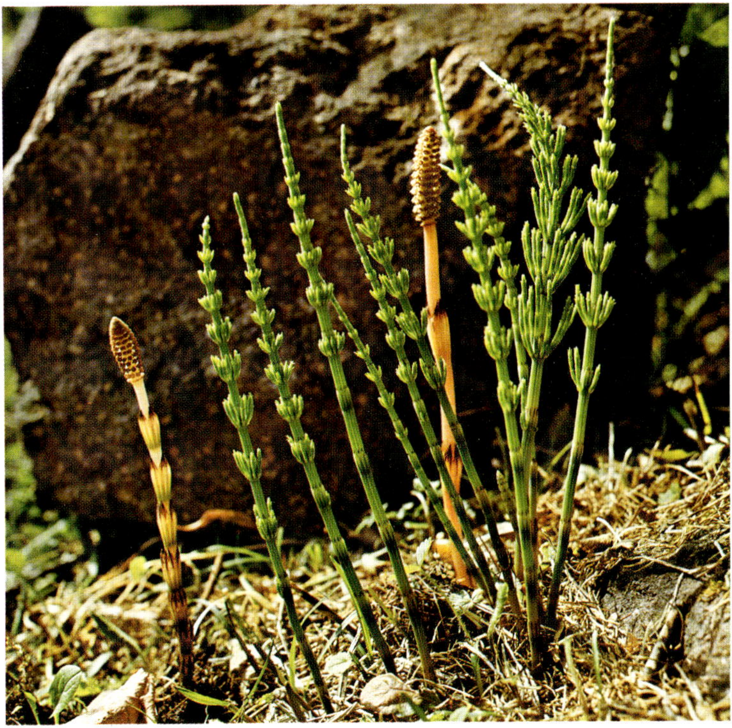

## **Ackerschachtelhalm** - *Equisetum arvense L.*

### Familie: Schachtelhalmgewächse - Equisetaceae

**Volkstümliche Namen:** Zinnkraut, Katzenwedel.

**Vorkommen:** Ackerunkraut; Wiesen-, Weg-, Grabenränder, Böschungen, meist feuchter, lehmiger Boden. Verwechslungen mit ähnlichen, giftigen Arten vermeiden!

**Aussehen:** bis 40 cm hohe, grüne, blütenlose, hohle, furchige, tannenwedelähnliche Sprosse. Knirschen beim Kauen. An den von trockenhäutigen Blattscheiden geschützten Knoten entspringen quirlig zahlreiche meist unverzweigte, 1 mm dicke, markige, vierkantige Seitenzweige mit kreuzförmigem Querschnitt. Die blattgrünfreien, sporentragenden Frühjahrssprosse sind für Heilzwecke ungeeignet. **Inhaltsstoffe:** Kieselsäure, Saponin, Flavonglykoside. **Heilwirkung:** harntreibendes Mittel bei Nieren- Blasen- und rheumatischen Beschwerden, sog. „Blutreinigungsmittel", für Umschläge bei schlecht heilenden Wunden, als Gurgelwasser, Badezusatz (hohe Dosierung mind. 100 g). Erhöht Abwehrbereitschaft bei Erkältungskrankheiten.

**Zubereitung:** Abkochung oder Aufguß, 2 Teelöffel/Tasse, längere Zeit ziehen lassen.
**Sammelgut:** nur grüne Sommersprosse! V—VIII.

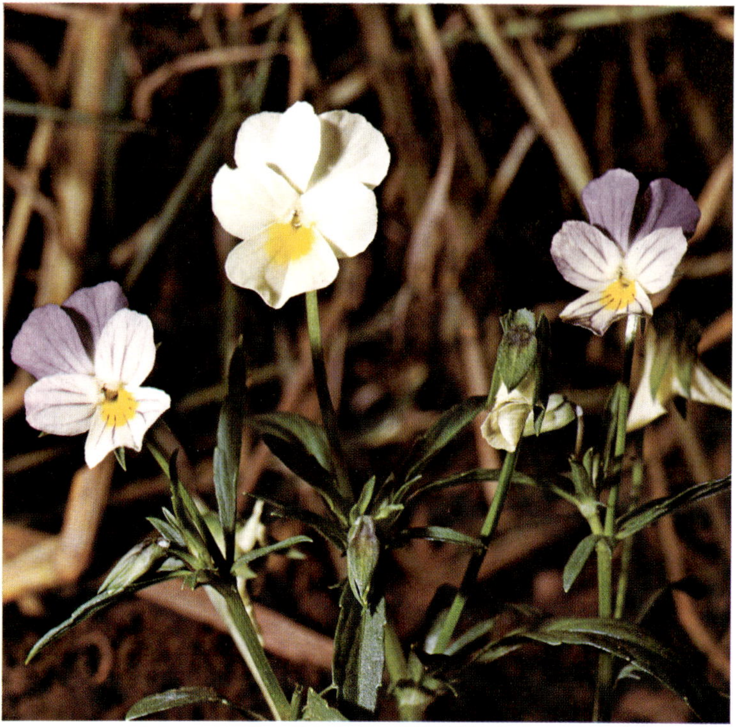

## **Ackerstiefmütterchen** - *Viola tricolor L. agg.*

Familie: Veilchengewächse - Violaceae

**Volkstümliche Namen:** Ackerveilchen, Dreifaltigkeitsblume.

**Vorkommen:** Äcker, Weiden, Brachflächen.

**Aussehen:** Blüten blaßgelb-violett, dreifarbig, mit Sporn langgestielt, Blätter herzförmig-eiförmig bis länglich-lanzettlich, Blattrand schwach gekerbt.

**Inhaltsstoffe:** Saponine, Flavone, Gaultherin. **Heilwirkung:** harntreibend in „Blutreinigungstees", bei unreiner Haut, als auswurfförderndes und schweißtreibendes Mittel in Form von Umschlägen, Packungen und Dampfbädern.

**Zubereitung:** Aufguß oder kurze Abkochung, 2 Teelöffel/Tasse.

**Sammelgut:** ganze Pflanze mit Würzelchen, da letztere mit hohem Saponingehalt, V—IX.

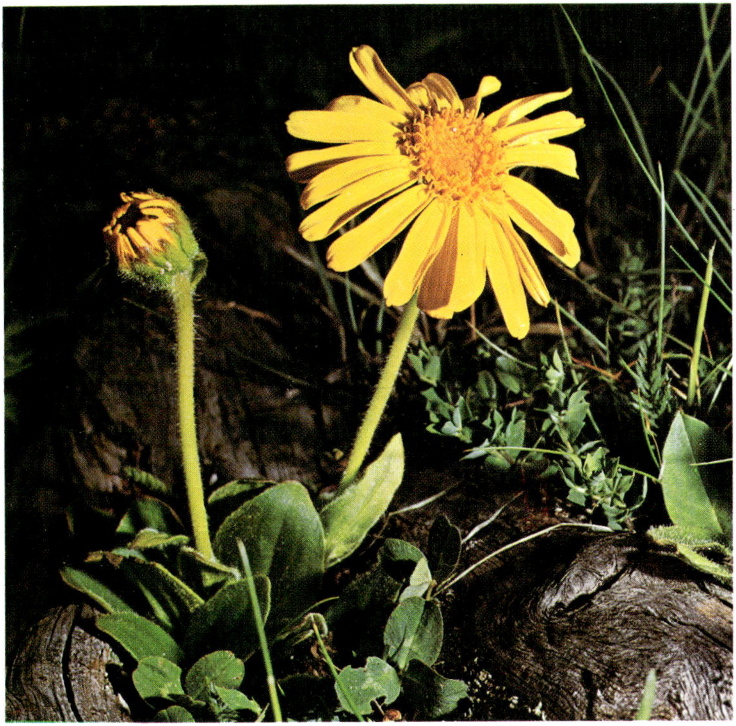

## **Arnika** - *Arnica montana L.* Familie: Korbblütler - Asteraceae

**Volkstümliche Namen:** Bergwohlverleih, Engelkraut.

**Vorkommen:** Bergwiesen, torfige Böden, Waldlichtungen.

**Aussehen:** 30—50 cm hohe Staude mit grundständiger Rosette, Stengelblätter gegenständig, orange-gelbe Blütenköpfchen mit dreizähnigen Zungenblüten und röhrenförmigen Scheibenblüten. **Inhaltsstoffe:** ätherisches Öl, Bitterstoffe, Flavone, Proanthocyanidine, bakteriostatische Stoffe.

**Heilwirkung:** äußerlich bei Blutergüssen, Quetschungen, schlecht heilenden Wunden, zum Gurgeln. Innerliche Anwendung (Vorsicht!) zur Verbesserung der Herzkranzgefäßdurchblutung. Zweckmäßig Fertigarzneimittel.

**Zubereitung:** 1 Teelöffel/Tasse, am besten Tinktur 1:10 (70%) (Fertigarzneimittel), davon 1—2 Teelöffel/Tasse oder 2 Eßlöffel/Teller Wasser. Damit Umschlag (Kompresse) tränken. Auch als Einreibung bei Hexenschuß, Rheuma.

**Sammelgut:** ganze Blütenköpfe mit Hüllkelch und Blütenboden VI—VIII, Wurzeln III—IV, Naturschutzbestimmungen beachten!

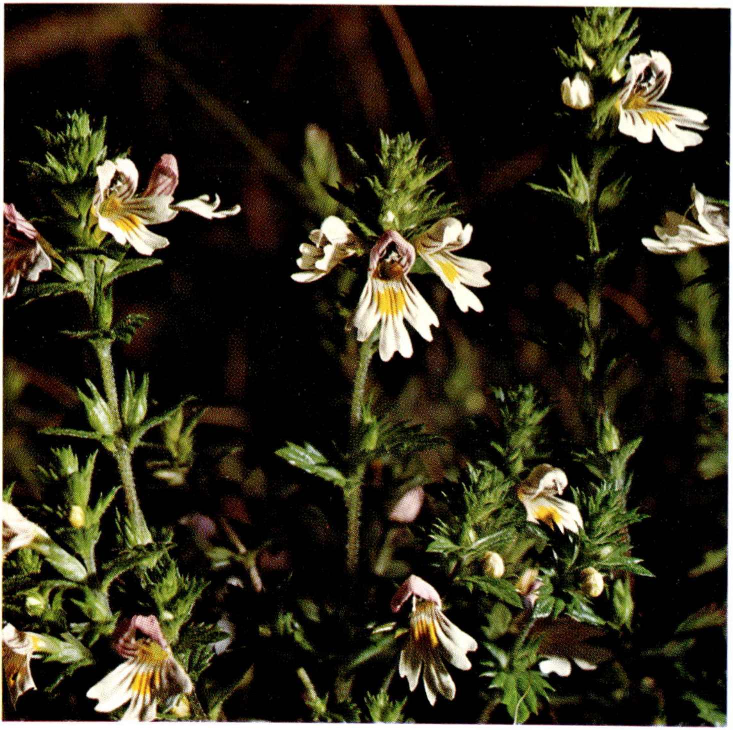

**Augentrost** - *Euphrasia officinalis L. emend. Heyne agg.*
Familie: Rachenblütler - Scrophulariaceae

**Volkstümliche Namen:** Augenkraut, Magentrost.

**Vorkommen:** Wiesen, Weiden, Waldränder Halbparasit.

**Aussehen:** 5—20 cm hohes Kraut mit spitz-eiförmigen, flaumhaarigen, gezähnten Blättern, kleine, blaßviolett-weiße, gestreifte Rachenblütchen mit gelbem Schlund. **Inhaltsstoffe:** geringer Gehalt an Gerb-, Bitterstoffen, ätherischen Öl, Farbstoffen.

**Heilwirkungen:** äußerlich bei Augenbeschwerden, wie Ermüdungserscheinungen, Lichtscheu, Brennen, Gerstenkorn, Lidrandentzündungen. Selbstbehandlung nur in leichten Fällen. Ev. Fertigarzneimittel (Homöopathie) benutzen.

**Zubereitung:** 1 Teelöffel/Tasse, zweckmäßig gemischt mit Kamille und Fenchel. Zusatz von 1 Messerspitze Kochsalz erhöht die Verträglichkeit am Auge.

**Sammelgut:** ganzes blühendes Kraut, V—X.

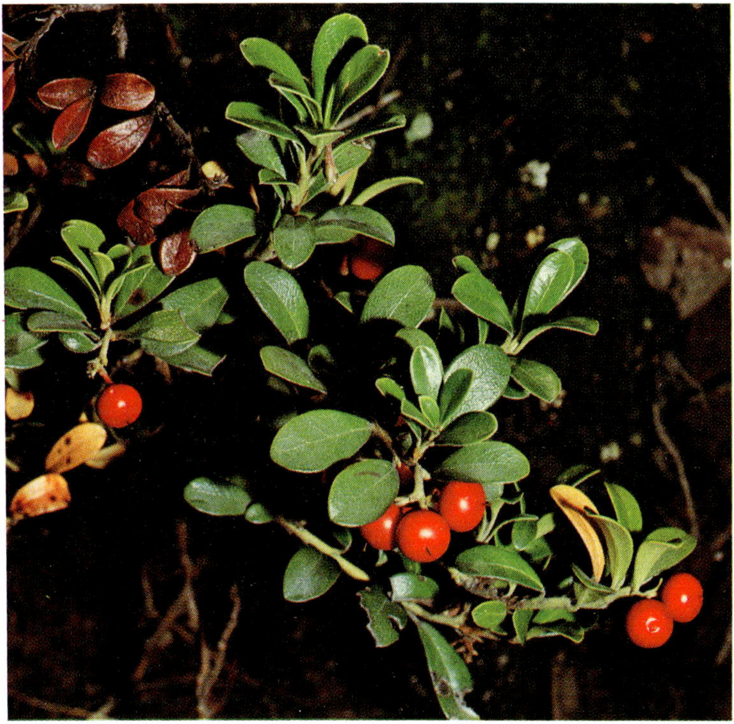

**Bärentraube** - *Arctostaphylos uva-ursi (L.) Sprengel*

Familie: Heidekrautgewächse - Ericaceae

**Volkstümliche Namen:** Rausch- oder Mehlgranten.

**Vorkommen:** Kieferngehölze, Gebüsche, Heiden, steinige Hänge.

**Aussehen:** immergrüner Zwergstrauch, niederliegend, weißrötliche, glockenförmige, in Trauben angeordnete Blüten, Blätter lederartig, verkehrt-eiförmig, ganzrandig, oberseits dunkel-, unterseits blaßgrün, Netznervatur, Früchte sind rote mehlige Beeren.

**Inhaltsstoffe:** Arbutin, Methylarbutin, Gerbstoffe. **Heilwirkung:** Nieren- und Blasendesinficiens bei alkalischem Harn.

**Zubereitung:** Abkochung, 1—2 Teelöffel/Tasse, jedoch nicht bei empfindlichen Magenkranken zu empfehlen. Hier Kaltauszug 10—12 Stunden. Vor Gebrauch anwärmen.

**Sammelgut:** Blätter und evtl. ganze junge Triebe, V—VII.

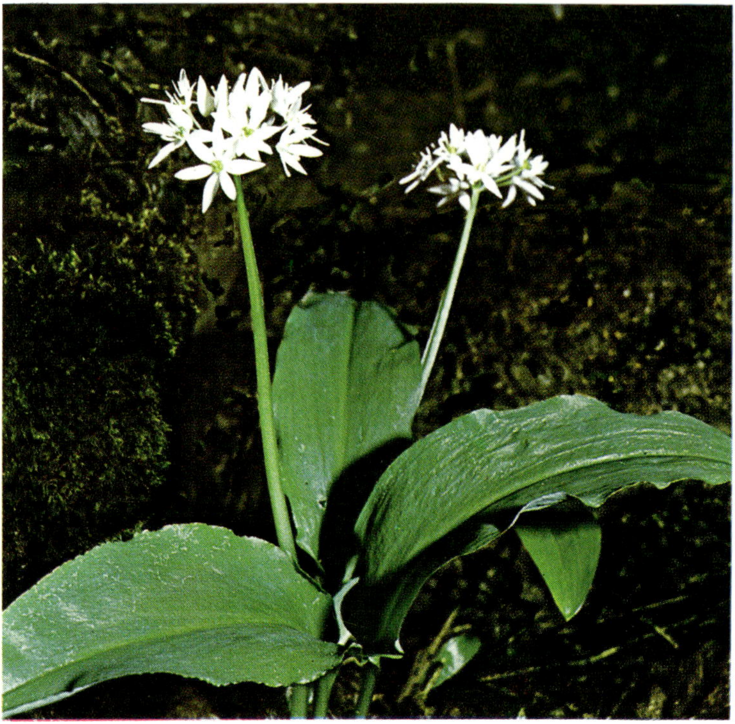

**Bärlauch** - *Allium ursinum L.*

Familie: Lauchgewächse - Alliaceae

**Volkstümliche Namen:** Hexenzwiebel, Waldknoblauch.

**Vorkommen:** feuchte, schattige Laubwälder, Schluchten.

**Aussehen:** maiglöckchenartige Blätter, die einen intensiven Knoblauchgeruch ausströmen, besonders beim Zerreiben. Blütenstand scheindoldig mit langem, blattlosem, Schaft, Stengel stumpf, dreikantig. **Inhaltsstoffe:** schwefelhaltiges ätherisches Öl, Vit. C, Mineralstoffe. **Heilwirkung:** ähnlich wie Knoblauch, muß jedoch immer frisch verwendet werden. Bei Beschwerden wegen hohen Blutdrucks, als Küchenkraut zu Suppen, Salaten, Gemüse, Weichkäse, Quark. Zu Frühjahrskuren, bei Hautausschlägen, Madenwürmern.

**Sammelgut:** Nur die frischen Pflanzenteile, Blätter IV—V, Zwiebeln IV—V und IX—X. Trockene Pflanzenteile sind weitgehend unwirksam.

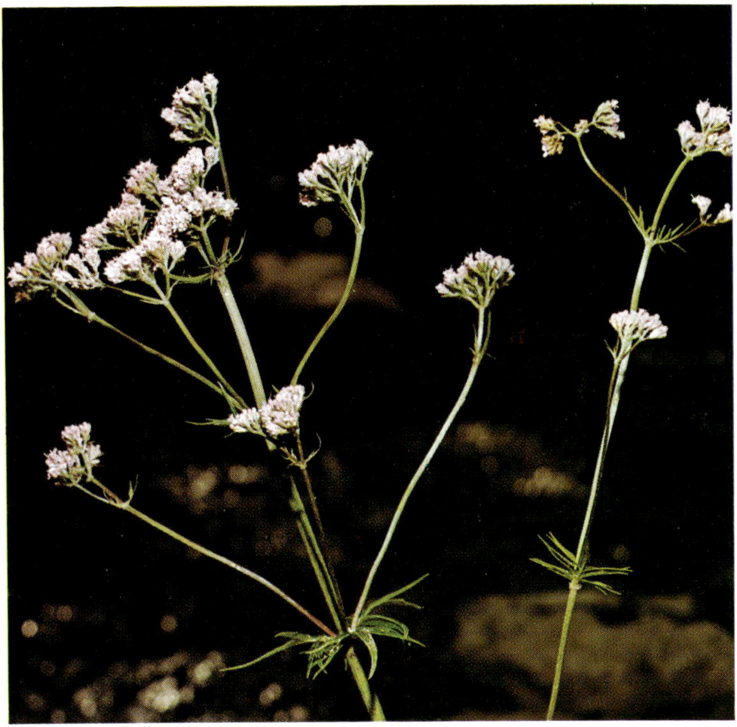

## **Baldrian** - *Valeriana officinalis agg.*

Familie: Baldriangewächse - Valerianaceae

**Volkstümlicher Name:** Katzenkraut.

**Vorkommen:** feuchte Wiesen, Flußufer, feuchte Wälder, Gräben, Weiden, trockene und felsige Hänge.

**Aussehen:** kräftige, ausdauernde Pflanze, bis über 1 m hoch, weiße bis weißrötliche, trugdoldige Blütenstände, furchiger, hohler Stengel, unpaarig gefiederte Blätter, Einzelblüten klein, angenehmer Geruch. Der typische Baldriangeruch der Wurzeln entsteht erst nach dem Trocknen. **Inhaltsstoffe:** ätherisches Öl, Valepotriate, die besonders bei mexikanischem Baldrian sehr hoch sind. **Heilwirkung:** bei Nervosität, Schlaflosigkeit, nervösem Herzklopfen, Unruhe, Angstzustände, Konzentrationsschwäche, krampfstillend.

**Zubereitung:** 2 Teelöffel/Tasse Kaltauszug 10—12 Stunden oder Aufguß. Zweckmäßig Verwendung der Tinktur 1:5 (70%), 1—2 Teelöffel/Tasse Wasser. 2- bis 3mal 1 Tasse täglich. Besonders kurz vor dem Schlafengehen. Mischungen von Baldrian, Hopfenzapfen, Melissenblätter sind zu empfehlen.

**Sammelgut:** Wurzelstöcke mit Nebenwurzeln, IX—X.

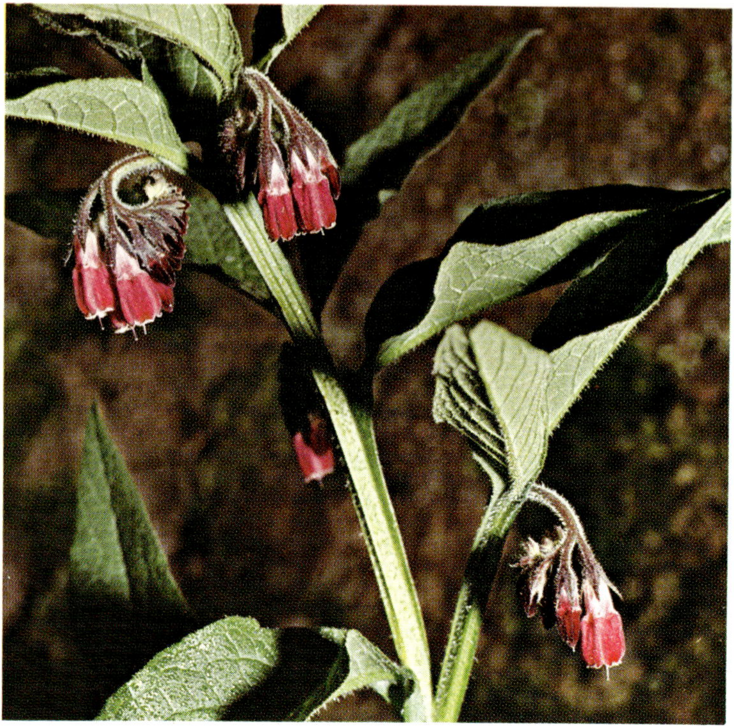

**Beinwell** - *Symphytum officinale L.*
Familie: Rauhblattgewächse - Boraginaceae

**Volkstümliche Namen:** Schwarzwurz, Wallwurz.

**Vorkommen:** feuchte Wiesen, Gräben, Ufer.

**Aussehen:** bis 1 m hohe Staude mit kurzem, fleischigem Wurzelstock und spindelförmigen Pfahlwurzeln. Stengel aufrecht, hohl, ebenso wie Blätter borstig-rauh, herablaufend. Blüten schmutzigrot-violett, auch weißgelblich, glockig, hängend. **Inhaltsstoffe:** Allantoin, Schleim- und Gerbstoffe. **Heilwirkung:** wundheilungsfördernd durch Verflüssigung des Wundsekrets und Anregung des Zellwachstums, z. B. bei Beingeschwüren, chronischen Eiterungen infolge Knochenmarkentzündungen, Sehnenscheidenentzündung, Quetschungen, Entzündungen der oberen Atemwege.

**Zubereitung:** Als Breiumschlag der zerstoßenen Wurzeln auf Krampfadern, schlecht heilenden Wunden („offene Beine"), 3 Eßlöffel Droge auf 2 Tassen Wasser aufkochen. Mit diesem Tee Mullkompresse für Umschläge tränken. Auch als Gurgelwasser.

**Sammelgut:** Wurzeln III—IV und IX—X.

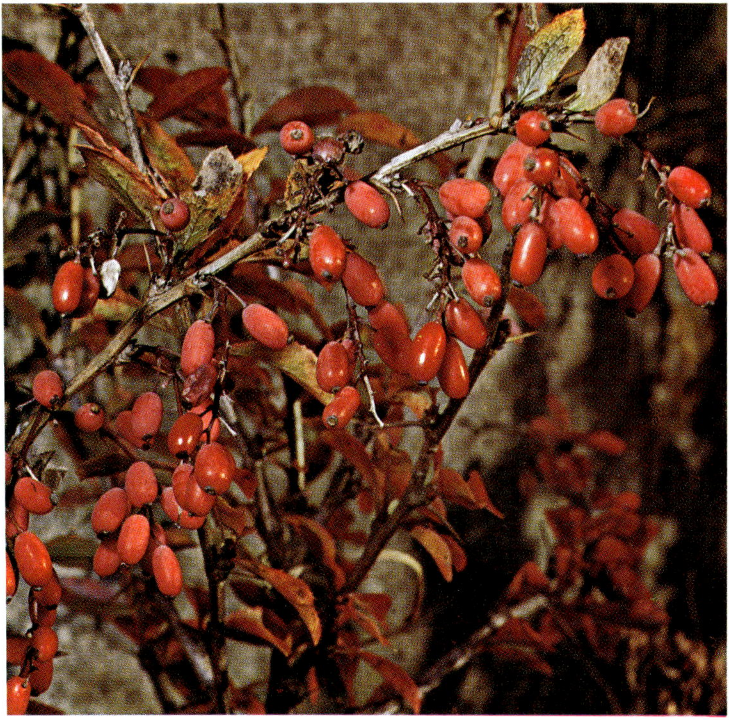

**Berberitze** - *Berberis vulgaris L.*
Familie: Sauerdorngewächse - Berberidaceae

**Volkstümliche Namen:** Sauerdorn, Essigdorn.

**Vorkommen:** Zäune, Hecken, Gebüsche, Waldränder.

**Aussehen:** 2—3 m hoher Strauch, gelbe Blüten in hängenden Trauben, Früchte kleinlängliche Beeren, Zweige rutenförmig mit dreiteiligen Dornen, Blätter verkehrt-eiförmig, fein gesägt. **Inhaltsstoffe:** in Früchten Vitamin C, Zucker, Fruchtsäuren, Mineralstoffe, Spurenelemente, Blätter, besonders aber die Wurzelrinde enthalten verschiedene giftige Alkaloide. **Heilwirkung:** selten der Tee aus Blättern und Wurzelrinde bei Leberstauungen, geringer Gallebildung, Appetitlosigkeit, jedoch nur auf ärztliche Anordnung. Genaue Diagnose und richtige Dosierung ist zu beachten!

**Zubereitung:** Früchte-Abkochung zu Umschlägen, als Mundwasser, bei Appetitlosigkeit 3—4 Teelöffel/2 Tassen Wasser vor dem Essen. Homöopathische Fertigarzneimittel.

**Sammelgut:** Wurzel III—IV und IX—X, Früchte IX (nicht roh verwenden).

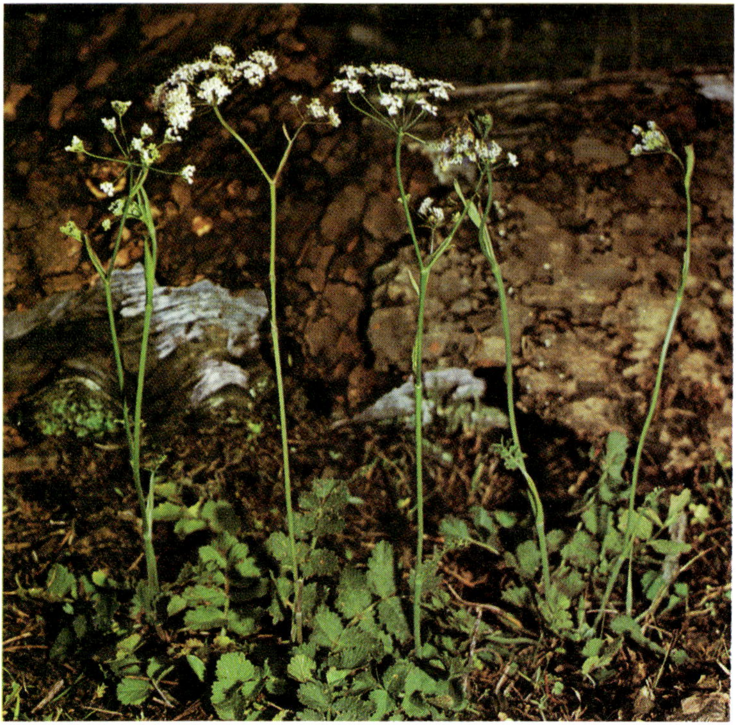

## **Bibernelle, Kleine** - *Pimpinella saxifraga L.*

Familie: Doldengewächse - Apiaceae

**Volkstümliche Namen:** Steinbibernelle, Pfefferwurz.

**Vorkommen:** Magerwiesen, Weiden, Straßenränder, Raine.

**Aussehen:** 15—50 cm hohe Staude, kleine weiße Blütchen ohne Hülle und Hüllchen zu Doppeldolden geordnet. Große Bibernelle bis 1,20 m, oft rötliche Doppeldolden. Blätter unpaarig gefiedert, Blättchen sitzend, eiförmig bis rundlich, unten gesägt, oben z. T. fiederspaltig. **Inhaltsstoffe:** ätherisches Öl, Gerbstoffe, Saponine, scharfschmeckender Bitterstoff Pimpinellin. **Heilwirkung:** bei Bronchitis und Asthma, Rachen- und Kehlkopfentzündung, harntreibend bei Nieren- und Blasenleiden, selten bei Magen- und Darmbeschwerden.

**Zubereitung:** Abkochung, 1 Teelöffel/Tasse.

**Sammelgut:** Wurzel III—IV und IX—X.

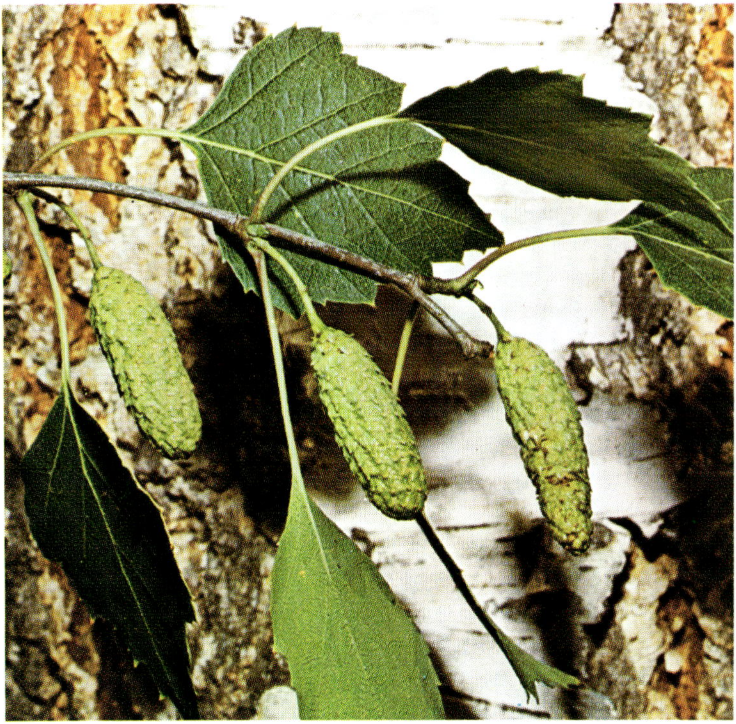

## **Birke** - *Betula pendula Roth*

Familie: Birkengewächse - Betulaceae

**Volkstümliche Namen:** Hängebirke, Weißbirke.

**Vorkommen:** Laub- und Nadelwälder, Heide, Moore, Alleebaum.

**Aussehen:** bis 25 m hoher Baum mit unverkennbarer, warziger, weißer Rinde, Blätter dreieckig bis rautenförmig, Blattrand doppelt gesägt. Die Blätter der Moorbirke werden ebenfalls verwendet. **Inhaltsstoffe:** Flavonoide sowie Saponine, etwas ätherisches Öl, Gerb- und Bitterstoff.

**Heilwirkung:** mildes, wassertreibendes, die Niere schonendes Mittel bei Wassersucht, Rheuma, Blasenleiden, etwas schweißtreibend. Äußerlich bei chronischen Hautleiden.

**Zubereitung:** 2 Teelöffel/Tasse Aufguß, 3 Tassen je Tag ausreichend.

**Sammelgut:** Blätter werden im Hochsommer gesammelt, da gehaltreicher VI—VIII.

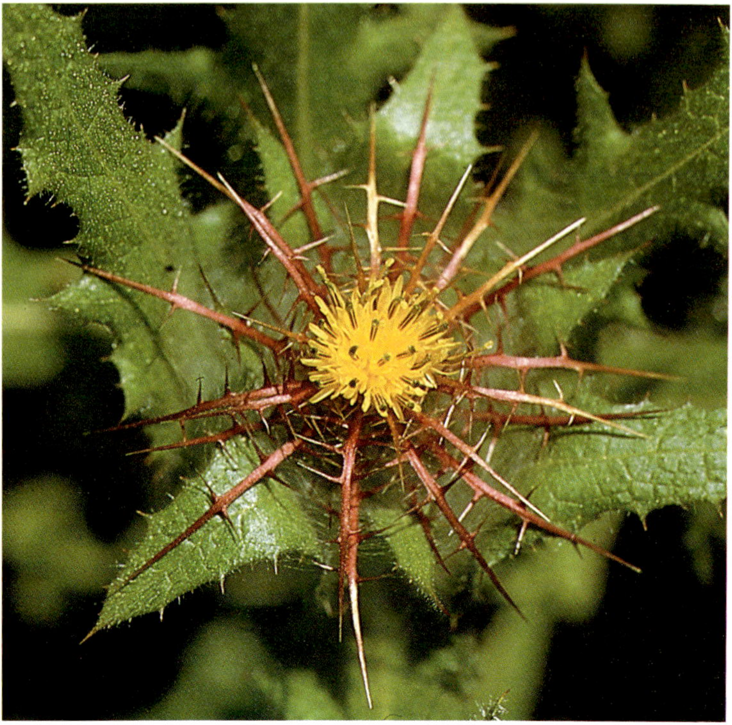

**Bitterdistel** - *Cnicus benedictus L.*

Familie: Korbblütler - Asteraceae

**Volkstümliche Namen:** Benediktendistel, Kardobenediktenkraut, Heildistel.
**Vorkommen:** heimisch im Mittelmeerraum, gelegentlich angebaut, selten verwildert.
**Aussehen:** einjährige, stark verästelte, distelartige Pflanze mit kantigem Stengel, 30—45 (75) cm hoch. Die bis 30 cm langen grundständigen, gestielten Blätter sind schrotsägeförmig gezähnt und haben eine stachelige Spitze. Die oberen Stengelblätter sind kleiner, aber sonst ähnlich gebaut, ungestielt, stengelumfassend, buchtig, dornig gezähnt, nach der Spitze zu dichter stehend, so daß die einzeln stehenden, wie die übrigen Pflanzenteile mit Drüsenhaaren, klebrig behaarten gelben Blütenköpfe mit ihren mehrreihigen, stacheligen Hüllkelchblättern wie versteckt erscheinen.
**Inhaltsstoffe:** ca. 0,25% Bitterstoffe (Cnicin, Artemisiifolin u. a.), ätherisches Öl, viel Schleim und etwas Gerbstoff.
**Heilwirkung:** aromatisches Bittermittel, das die Sekretion der Verdauungsdrüsen anregt, daher bei Appetitlosigkeit, Verdauungsstörungen, Leber- und Gallenbeschwerden. Selten äußerlich zur Wundbehandlung bei Geschwüren und Frostbeulen. Größere innerliche Gaben bewirken Brechreiz.
**Zubereitung:** 1 gehäufter Teelöffel der kleingeschnittenen Droge wird in einer Tasse mit kochendem Wasser überbrüht, kurz ziehen lassen, abgeseiht und 15—30 Minuten vor den Mahlzeiten schluckweise getrunken. Der bittere, angenehm blumige, alkoholische Auszug ist Bestandteil vieler Bitterliköre.
**Sammelgut:** Blätter, Zweigspitzen mit Blütenköpfen, VI—VII.

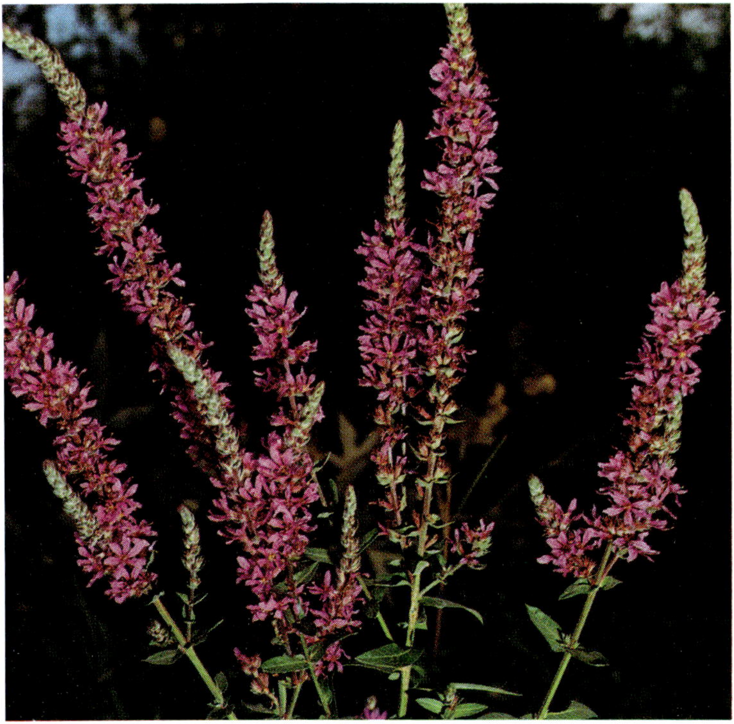

## **Blutweiderich** - *Lythrum salicaria L.*

Familie: Blutweiderichgewächse — Lythraceae

**Volkstümliche Namen:** Fuchswedel, Stolzer Heinrich.

**Vorkommen:** nasse Staudenfluren, an Ufern, Gräben, Moorwiesen.

**Aussehen:** 0,50—1 m hohe Staude, gegenständige Blätter, lanzettlich, Blüten quirlig, in langen Ähren, purpurrot. **Inhaltsstoffe:** Glykosid Salicarin, Gerbstoff, Pektin. **Heilwirkung:** durchfallhemmendes, adstringierendes Mittel, schwach blutstillend, bei typhusähnlichen Erkrankungen.

**Zubereitung:** 1 Eßlöffel der getrockneten oberen Pflanzenteile auf eine Tasse Wasser, Aufguß.

**Sammelgut:** obere blühende Pflanzenteile. VII—VIII.

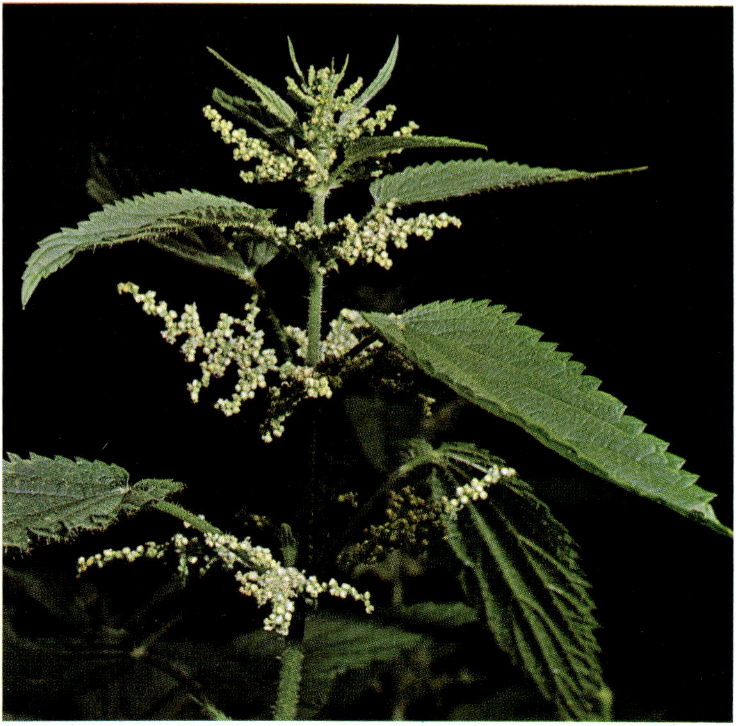

## Brennessel, Große - *Urtica dioica L.*

Familie: Brennesselgewächse - Urticaceae

**Volkstümlicher Name:** (ebenso Gartenbrennessel - U. urenst)

**Vorkommen:** stickstoffhaltige Böden, Schuttplätze, Zäune, Wegränder.

**Aussehen:** 40—160 cm hohe Staude, zweihäusige Pflanze, daher entweder mit männlichen oder weiblichen Blüten, Blätter kreuzgegenständig, Blüten in hängenden Rispen, Blattrand der länglich-herzförmigen Blätter grob gesägt. **Inhaltsstoffe:** Gerbstoffe, Nesselgiftstoffe in den Brennhaaren, organische Säuren. **Heilwirkung:** hauptsächlich zur sog. „Blutreinigung", also zur Anregung aller Ausscheidungsorgane, bei Frühjahrskuren, Rheuma, Gicht, Leber- und Gallebeschwerden. Brennesselsamen werden zur Herstellung von Tonika verwendet. Brennesselwurzeln bei Prostatabeschwerden, zusammen mit Goldrutenkraut, Krappwurzel und Sonnenhutwurzel.

**Zubereitung:** 2 Teelöffel/Tasse, Abkochung. Morgens und abends je eine Tasse. Zur Geschmacksverbesserung etwas Süßholz oder Fenchel. Anis.

**Sammelgut:** ganzes Kraut, besser nur die Blätter mit ihrem hohen Chlorophyllgehalt, VI—VIII.

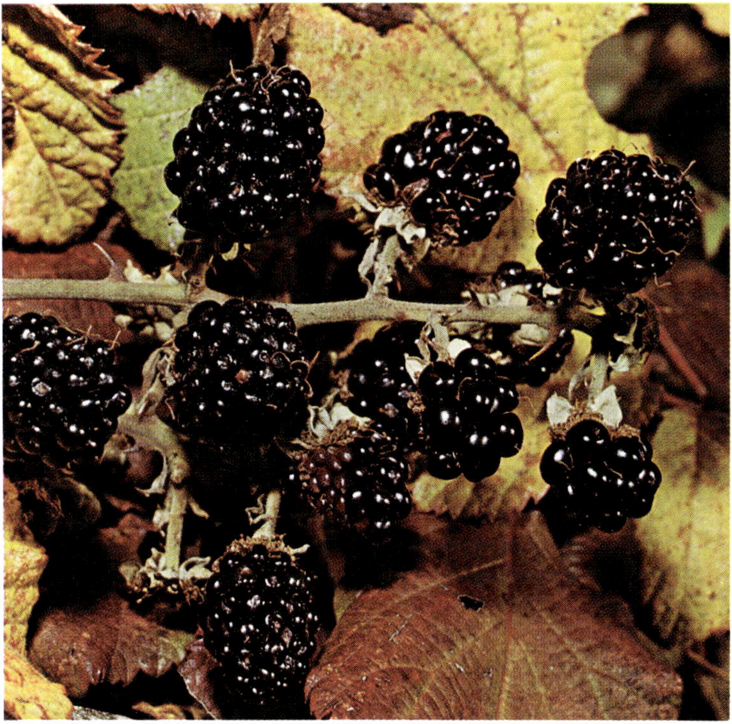

## **Brombeere** - *Rubus fruticosus agg.*

Familie: Rosengewächse - Rosaceae

**Volkstümliche Namen:** Kratzbeere, Moren, Bramel.

**Vorkommen:** Hecken, Waldränder.

**Aussehen:** Strauch mit zum Teil meterlangen Ausläufern, die bis zu den Blattnerven mit Stacheln besetzt sind. Blätter sind drei- bis fünfzählig gefiedert, glänzendschwarze Sammelsteinfrüchte, Blüten sind weiß bis rötlich gefärbt. **Inhaltsstoffe:** Blätter: Gerbstoffe, Flavone, organische Säuren; Früchte: angenehm schmeckende Fruchtsäuren, Anthozyanfarbstoffe, Mineralstoffe, Vitamine. **Heilwirkung:** Blätter als Gurgelmittel, mild adstringierend zur Behandlung entzündeter Schleimhäute. Als Haustee, besonders fermentiert. Mild durchfallhemmend.

**Zubereitung:** 2 Teelöffel/Tasse Wasser, Aufguß, länger ziehen lassen. Zitronensaft wirkt geschmacksverbessernd. Früchte werden roh gegessen, zur Herstellung von Gelee, Likörherstellung.

**Sammelgut:** Blätter V—VI, Früchte VIII—IX.

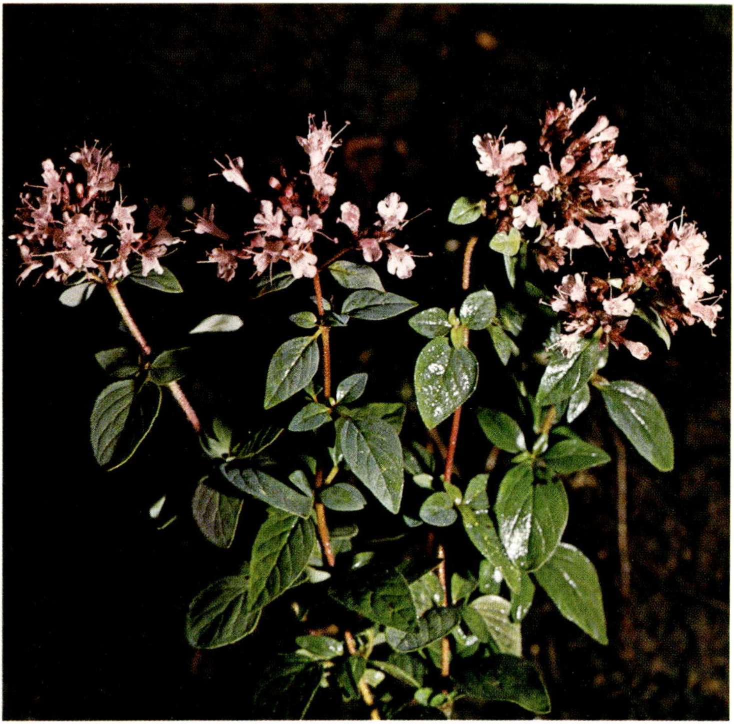

**Dost** - *Origanum vulgare L. agg.*

Familie: Lippenblütler - Lamiaceae

**Volkstümlicher Name:** Wilder Majoran.

**Vorkommen:** Waldränder, Raine, Wegränder und steinige Orte.

**Aussehen:** 30—50 cm hohe, ausdauernde Pflanze, vierkantige Stengel, Blätter kreuzgegenständig, Blüten in Trugdolden, hell- bis dunkelrosa, Hochblätter schmutzig dunkelrot und spitz-eiförmig, ganzrandig. **Inhaltsstoffe:** würziges ätherisches Öl, etwas Gerbstoff und Bitterstoff. **Heilwirkung:** bei Magen-Darm-Störungen, Erkältungskrankheiten, krampfstillend, desinfizierend, als Badezusatz. Seine Mittelmeerverwandten Origanum onites und Origanum heracleoticum bilden das bekannte Pizza-Gewürz.

**Zubereitung:** Aufguß, 1 Teelöffel/Tasse Wasser. Als Badezusatz mindestens 100 g Dostkraut/Liter, kräftiger Aufguß, dem Vollbad zusetzen.

**Sammelgut:** das ganze blühende Kraut, VII—IX.

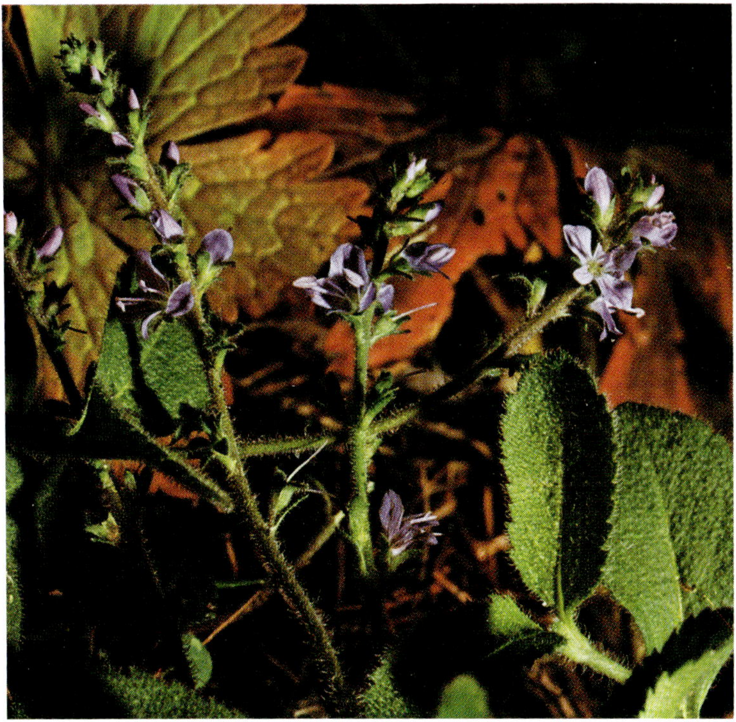

## **Ehrenpreis, Echter** - *Veronica officinalis L.*

Familie: Rachenblütler - Scrophulariaceae

**Volkstümliche Namen:** Männertreu, Waldehrenpreis, Grindheil.

**Vorkommen:** trockene, lichte Laub- und Nadelwälder, Kahlschläge, Magerwiesen.

**Aussehen:** kriechende, etwa 30 cm lange Stengel, bodenanliegend, zur Blüte hin aufsteigend, rauhhaarig, Blätter verkehrt-eiförmig, fein gesägt, Blüten in Trauben angeordnet, Blütenfarbe graublau bis lila. **Inhaltsstoffe:** Gerbstoffe, Bitterstoffe (Aucubin), etwas ätherisches Öl. **Heilwirkung:** allgemein schwach, bei leichten Hauterkrankungen, Juckreiz, bei Erkältungskrankheiten, Magenverstimmungen.

**Zubereitung:** Aufguß, 2 Teelöffel/Tasse Wasser.

**Sammelgut:** ganzes blühendes Kraut, VI—VIII.

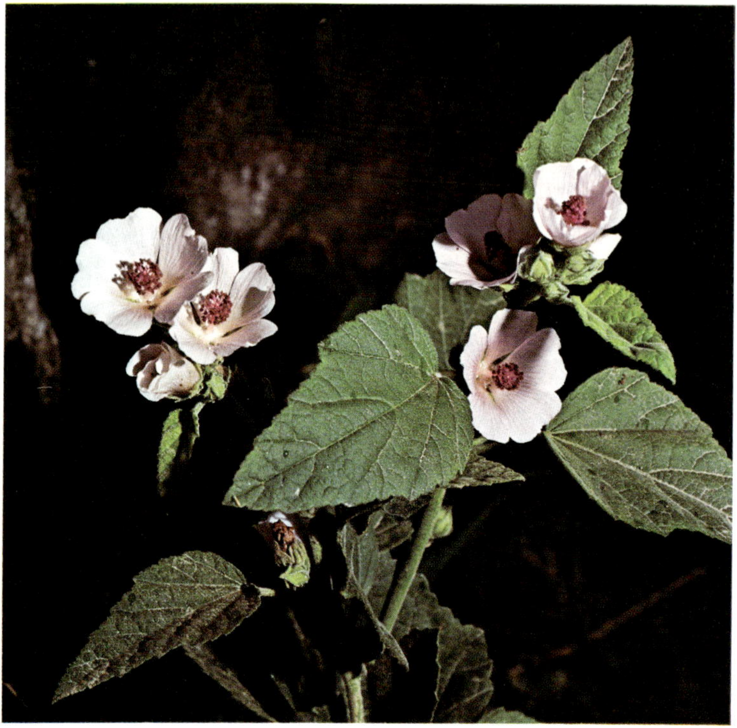

## **Eibisch** - *Althaea officinalis L.*

Familie: Malvengewächse - Malvaceae

**Volkstümliche Namen:** Altheewurzel, Heilwurz, Ibisch.

**Vorkommen:** selten wild, gelegentlich verwildert, meist angebaut.

**Aussehen:** etwa 1,50 m hohe, wollfilzig behaarte Staude, die 3- bis 5lappigen Blätter sind beiderseits samtfilzig behaart, 5 hellrosa-lila Blütenblätter stehen büschelartig in den Blattachseln. Von dem kurzen Wurzelstock verzweigen sich die 30—50 cm langen Wurzeln.

**Inhaltsstoffe:** Schleim, Stärke, Zucker. **Heilwirkung:** reizlinderndes, einhüllendes Mittel, bei Entzündungen des Rachens und des Kehlkopfes, gelegentlich auch bei Magen- und Darmschleimhautentzündungen, häufiger Bestandteil des Hustentees, Gurgelmittel, Augenwasser.

**Zubereitung:** Kaltauszug, 1—2 Teelöffel/Tasse ca. 1 Stunde stehen lassen, danach gründlich umrühren und abseihen. Bei Heißwasserbehandlung verkleistert der Schleim und wird wenig wirksam.

**Sammelgut:** Wurzeln III—IV, IX und X, Blätter V—VI, Blüten VII—VIII.

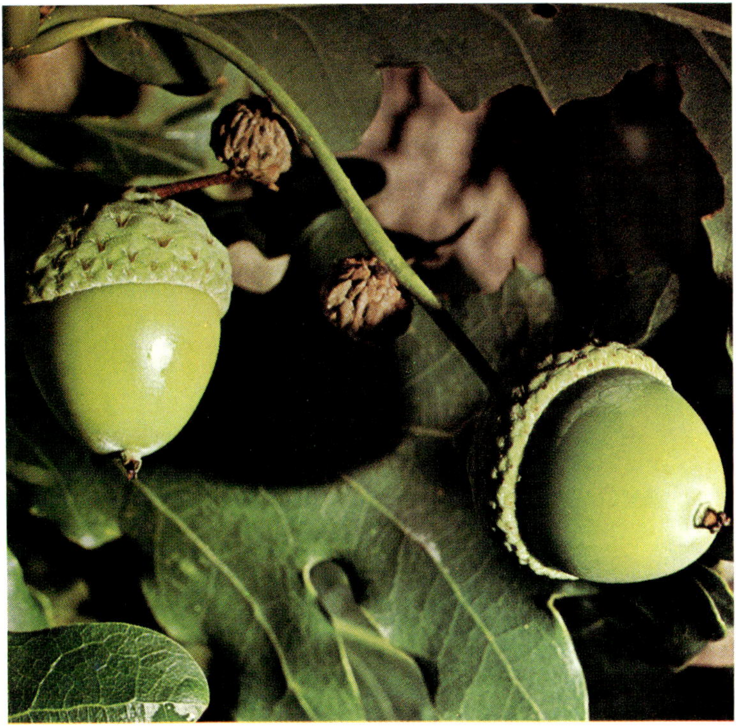

**Eiche (Sommer- und Wintereiche)** - *Quercus robur L. und Quercus petraea (Matt.) Liebl.*

Familie: Buchengewächse - Fagaceae

**Vorkommen:** einzeln oder in Beständen; unverwechselbar.

**Aussehen:** typische gebuchtete Blätter, Sommereiche gestielte Früchte, Wintereiche ungestielte Früchte. Droge wird von jungen Bäumen, Ästen, Stockausschlägen von borkenfreier glatter, sog. Spiegelrinde, gewonnen. **Inhaltsstoffe:** Gerbstoff, Bitterstoff. **Heilwirkung:** adstringierend, durchfallhemmend, bei Magen-Darm-Katarrh, Frostbeulen, Hämorrhoidalbeschwerden, Gurgelmittel bei Entzündungen im Mund- und Rachenraum. Zusatz zu Voll- und Teilbädern, bei rissiger Haut, Fußschweiß, Juckreiz, Ekzemen.

**Zubereitung:** 1—2 Teelöffel/Becher kaltes Wasser, Abkochung.

**Sammelgut:** borkenfreie Rinde (Spiegelrinde) III—IV.

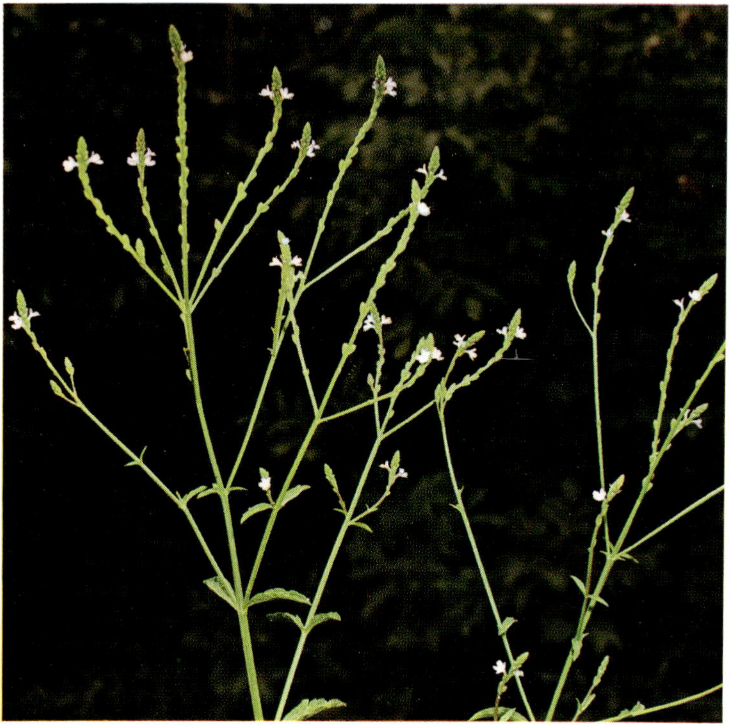

## **Eisenkraut** - *Verbena officinalis L.*

Familie: Eisenkrautgewächse - Verbenaceae

**Volkstümliche Namen:** Eisenbart, Katzenblutkraut.

**Vorkommen:** Wegränder, Schutthaufen, Abhänge.

**Aussehen:** 30—60 cm hohe Pflanze mit sparrig verzweigten Blütenständen, unscheinbare blaßblaue Einzelblütchen, vierkantiger Stengel, dessen Blätter dreispaltig gekerbt sind.

**Inhaltsstoffe:** Bitterstoffe, Gerbstoffe, Schleime, verschiedene Glykoside. **Heilanzeigen:** bei leichten Magenbeschwerden, Durchfällen und Appetitlosigkeit, Gurgelmittel bei Erkältungen. Nur schwach wirkend. Nicht zu verwechseln mit der besonders aromatischen Zitronen-Verbena (Verveine) von Aloysia triphylla, die bei Magenbeschwerden, Schlaflosigkeit und Erschöpfungszuständen beruhigend, tonisierend und schlaffördernd wirkt.

**Zubereitung:** 2 Teelöffel/Tasse Wasser, Aufguß.

**Sammelgut:** ganzes Kraut ohne Wurzeln, VI—IX.

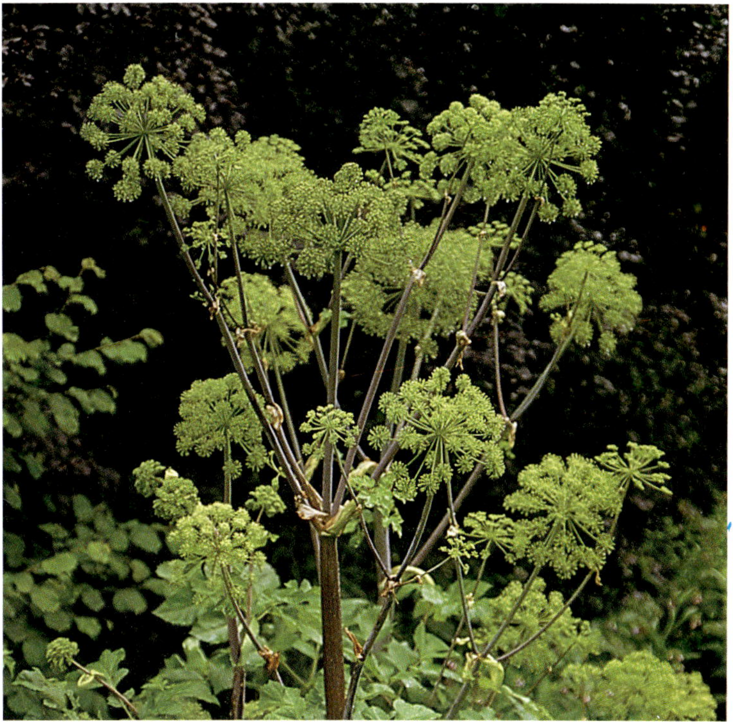

**Engelwurz** - *Angelica archangelica L. var. angelica (wild) - Angelica archangelica L. var. sativa (Miller) Rikli*

Familie: Doldengewächse - Apiaceae

**Volkstümliche Namen:** Brustwurz, Erzengelwurz, Theriakwurz, Echte Engelwurz.

**Vorkommen:** feuchte Standorte in Nord- und Osteuropa, in Mitteleuropa auch verwildert, ziemlich selten. Gelegentlich angebaut.

**Aussehen:** Große, kräftige Staude, 50—250 cm groß, mehrere zusammengesetzte Dolden, Hauptdolde 20- bis 40strahlig. Blätter 2- bis 3fach gefiedert mit rundem Blattstiel. Die Blattscheide ist aufgeblasen. Die grünlichen Blütenstände sind mehr kugelig als die anderer Doldengewächse.

**Inhaltsstoffe:** Cumarine, vor allem Furocumarine (Xanthotoxin, Imperatorin, Umbelliferon u. a.), 0,10—0,35% ätherisches Öl mit Phellandren, weiters: Bitterstoff, aromatische Säuren, Zucker, Gerbstoff, Harz.

**Heilwirkung:** Magensekretion anregendes Mittel bei Appetitlosigkeit, krampfstillend, harntreibend, blähungstreibend. Äußerlich zu Einreibungen bei rheumatischen Beschwerden. — Nebenwirkung: photosensibilisierend bei empfindlichen Personen.

**Zubereitung:** 1 Teelöffel der kleingeschnittenen Wurzel wird in einer Tasse mit kochendem Wasser überbrüht und etwa 10 Minuten ziehen lassen. Bei Appetitmangel süßen und vor den Mahlzeiten warm trinken. Bei Blähungen ungesüßt zu und nach den Mahlzeiten.

**Sammelgut:** Wurzelstöcke mit Nebenwurzeln, IX—X.

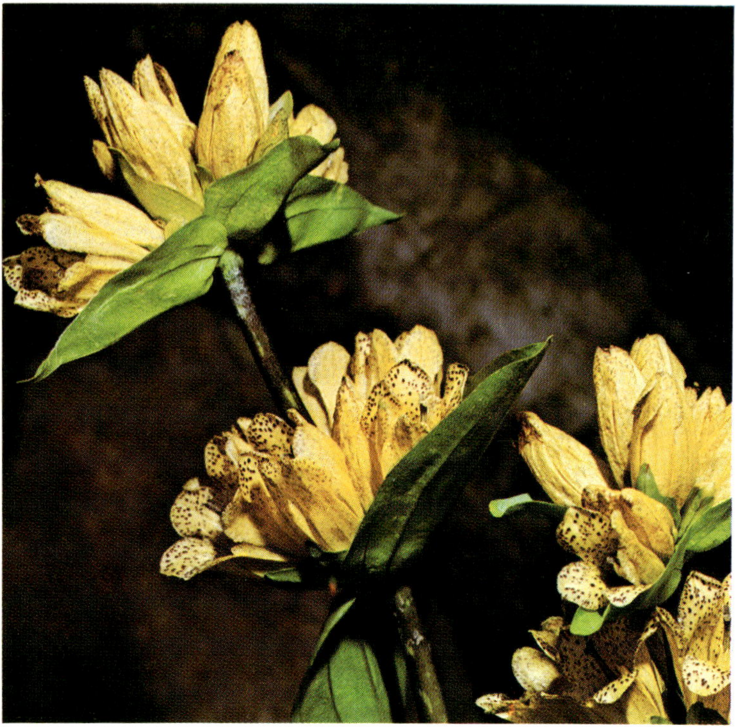

## **Enzian, Punktierter** - *Gentiana punctata L.*

Familie: Enziangewächse - Gentianaceae

**Volkstümlicher Name:** Tüpfelenzian.

**Vorkommen:** Bergwiesen und Almen, Magerrasen; kalkmeidend.

**Aussehen:** 30—60 cm hohe Staude, Krone blaßgelb, schwarzgelb punkiert, Blätter gegenständig, groß, elliptisch, oft bläulich-grün überlaufen. Kräftige Rübenwurzel. **Inhaltsstoffe:** Bitterstoffe Gentiopikrin und Amarogentin, wenig Gerbstoffe. Identisch mit übrigen großen offizinellen Enzianarten, wie G. lutea, purpurea, pannonica. **Heilanzeigen:** als reine Bitterstoffdroge Magentonikum bei Magenschwäche, magensekretionsfördernd, bei Blähungen, Störungen der Magenentleerung, gallensekretionsfördernd, nicht jedoch bei reizempfindlichem Magen, der zu Sodbrennen neigt.

**Zubereitung:** 1 Teelöffel kleingeschnittener Wurzel/Tasse Wasser, Aufguß oder kurze Aufkochung (sehr bitter), Kaltauszug milder.

**Sammelgut:** Wurzel älterer Pflanzen III—IV und IX—X. Naturschutzgesetze beachten!

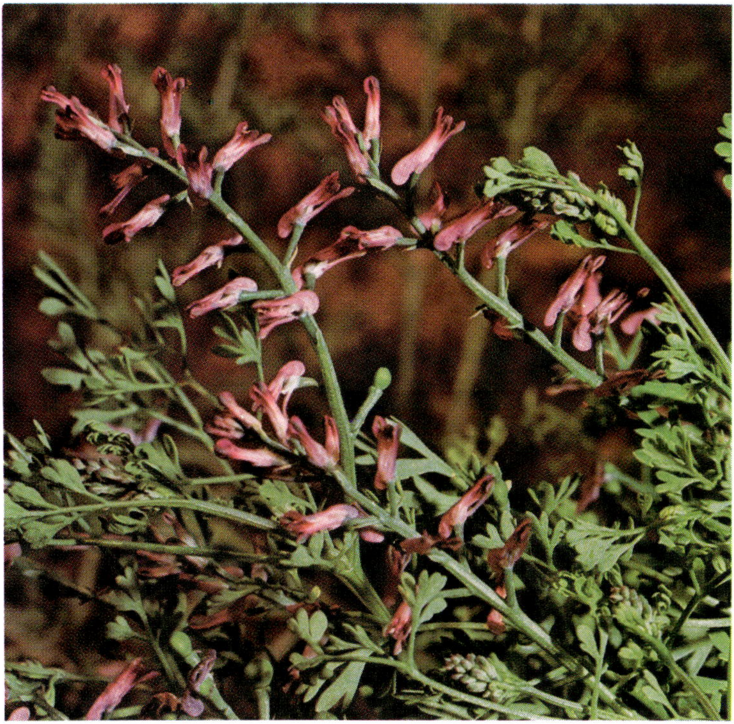

## **Erdrauch, Gewöhnlicher** - *Fumaria officinalis L.*

Familie: Erdrauchgewächse - Fumariaceae

**Volkstümliche Namen:** Elfenrauch, Feldraute.

**Vorkommen:** Weinberge, Felder, Gärten.

**Aussehen:** 15—30 cm hohes Kraut, hellpurpurne Blüten ca. 8 mm lang, in Trauben geordnet, an der Spitze schwarz-rot, Blätter graugrün, fiederteilig, Blattzipfel lanzettlich.

**Inhaltsstoffe:** verschiedene Alkaloide (den Mohngewächsen verwandt), Bitterstoffe, Flavonoide. **Heilanzeigen:** krampfstillendes Mittel, vor allem günstig bei Beschwerden im rechten Oberbauch, verbessert Abfluß der Galle und des Bauchspeichels, schwach harntreibend und stuhlfördernd, Bestandteil mancher „Blutreinigungsmittel".

**Zubereitung:** 1 Teelöffel/Tasse Wasser, Aufguß. Bis 3 Tassen je Tag.

**Sammelgut:** blühendes Kraut, V—VIII.

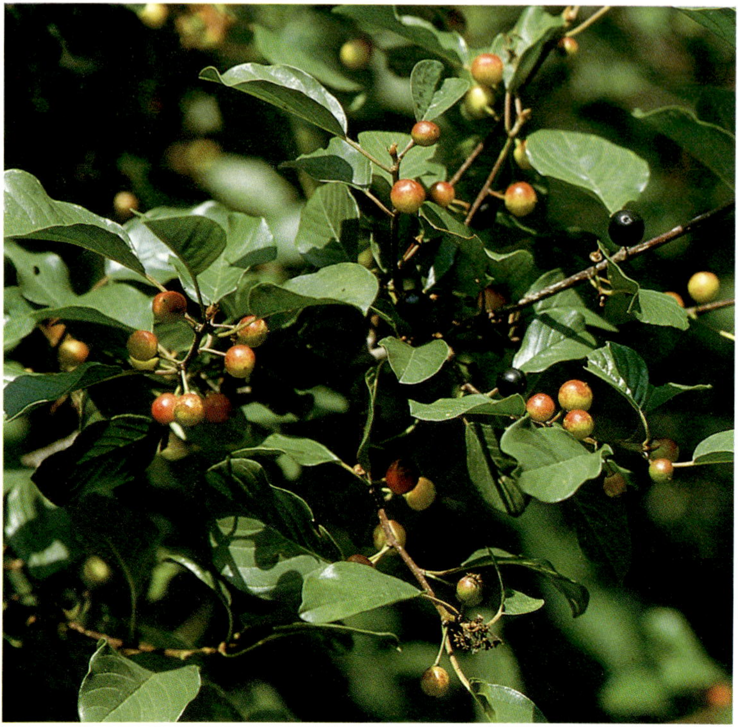

## **Faulbaum** - *Frangula alnus Miller (Rhamnus frangula L.)*

### Familie: Kreuzdorngewächse - Rhamnaceae

**Volkstümliche Namen:** Pulverholz, Grindholz, Glatter Wegdorn.
**Vorkommen:** im Unterholz lichter Wälder, an Bachufern, Waldwegrändern, Hecken. Eingeführt meist aus der UdSSR.
**Aussehen:** Der kleine Baum oder Strauch besitzt ein leicht brechendes Holz. Seine graubraune Rinde besitzt zahlreiche quergestellte weißliche Rindenporen (Merkmal!), die Blätter sind wechselständig, rundlich-eiförmig und ganzrandig. Die Zweige sind dornenlos, die Blüten fünfzählig (Kreuzdorn vierzählig), aus denen sich zunächst grüne, dann gelb-rote und in der Reife schwarzviolette Früchte bilden.
**Inhaltsstoffe:** Anthraglykoside Glucofrangulin und Frangulin, jeweils A und B, weiters Alkaloide, Gerb- und Bitterstoffe, Saponin.
**Heilwirkung:** auf den Dickdarm wirkendes Abführmittel. Wirkungseintritt nach 6—8 Stunden. Milder als Sennesblätter und -früchte. Verwendung kurzzeitig bei akuter Verstopfung; nicht zur Daueranwendung wegen Mineralsalzverlust und Schädigung der Darmnervenplexus. Oft Bestandteil von „Blutreinigungstees" und zu sog. Frühjahrskuren. Zur Erleichterung der Entleerung bei Hämorrhoidalleiden. Bei chronischer Verstopfung zweckmäßiger Ballaststoffe einnehmen.
**Zubereitung:** 1 Teelöffel der kleingeschnittenen Rinde wird in einer Tasse mit kochendem Wasser überbrüht und einige Minuten ziehen lassen. Die Verträglichkeit und der Geschmack werden durch Zusatz von Fenchel und/oder Anis, Koriander verbessert.
**Sammelgut:** die innen gelb-braunrote Rinde, VII—IX.

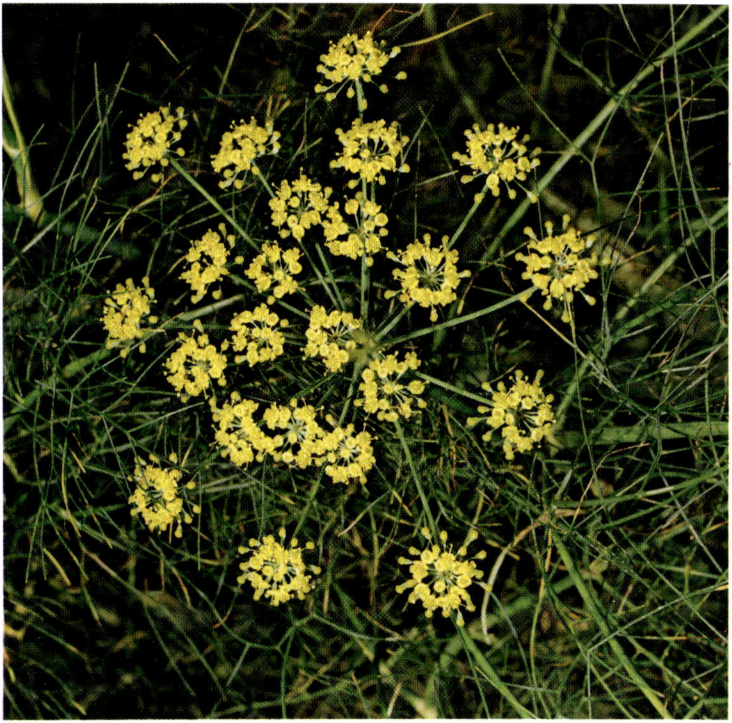

## **Fenchel** - *Foeniculum vulgare Miller subspecies vulgare*

Familie: Doldengewächse - Apiaceae

**Volkstümliche Namen:** Brotsamen, Fenikl, Finchel.
**Vorkommen:** Als Wildpflanze im Mittelmeergebiet. In wärmeren Ländern Mitteleuropas garten- und feldmäßig angebaut.
**Aussehen:** Die zweijährige bis ausdauernde Pflanze wird 80—200 cm groß. Die Blätter der blaugrünen Pflanze sind mehrfach gefiedert mit feinen, fadenförmigen Abschnitten, ähnlich dem kleineren, ebenfalls gelbblühenden Dill. Die hüllen- und hüllchenlosen Blütenstände sind aus 12—15 Döldchen zusammengesetzt. Geruch charakteristisch aromatisch.
**Inhaltsstoffe:** ätherisches Öl mit dem bitter-kampferartigen Fenchon und dem süß schmeckenden Trans-Anethol, Esdragol, Foeniculin, Terpineol und u. a.
**Heilwirkung:** auswurffördernd, krampfstillend, blähungstreibend und antibakteriell. Wichtiger Bestandteil in Kindertees und Hustentees.
**Zubereitung:** 1 Teelöffel voll des etwas zerdrückten Fenchels wird in einer Tasse mit kochendem Wasser übergossen und einige Minuten ziehen lassen. Für Augenspülungen, anstelle von Kamille, wird dem Tee eine Messerspitze Kochsalz zugesetzt. Damit können auch Augenkompressen getränkt werden. Bei Husten süßt man mit Honig, bei Magen-Darm-Verstimmungen wird der Tee ungesüßt oder mit Süßstoff getrunken. Fenchelzusatz macht Abführtee aus Sennesblättern besser verträglich. Beliebt ist der Fenchelhonig.
**Sammelgut:** Früchte VII—X.

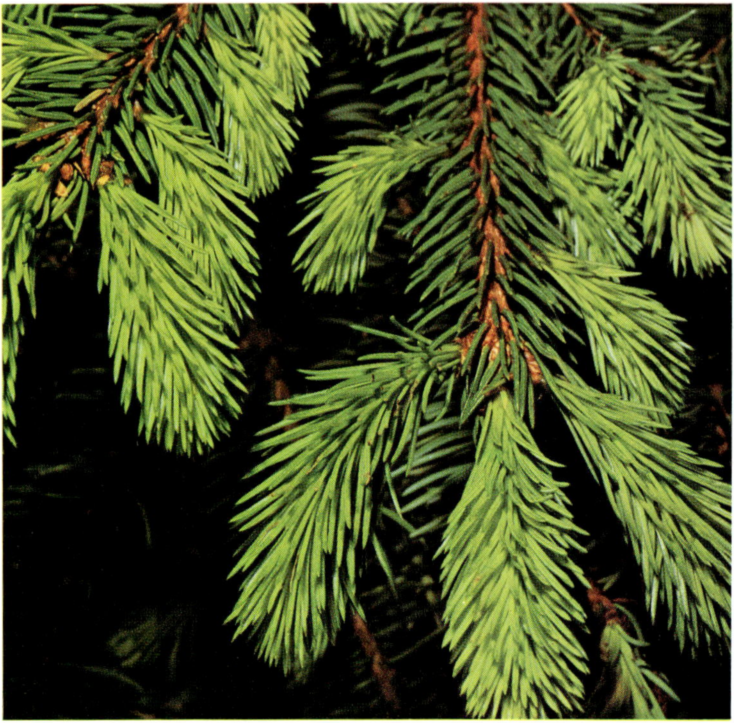

**Fichte** - *Picea abies (L.) Karsten*

Familie: Kieferngewächse - Pinaceae

**Volkstümliche Namen:** Rottanne, Schwarztanne, Feichte.

**Vorkommen:** bekanntester, wichtiger Waldbaum.

**Aussehen:** bis über 40 m hoher Nadelbaum, einhäusige Pflanze mit getrennt vorkommenden männlichen Blüten (erst rötlich, dann gelblich) und weiblichen Blütenständen (karminrot). Reife Zapfen hängend, Nadeln spitz und vierkantig, dunkelgrün, 1,5—2 cm lang. Pflanze bevorzugt feuchten, etwas sauren Boden. **Inhaltsstoffe:** ätherisches Öl, Harz.

**Heilanzeigen:** bei Erkältungskrankheiten, chronischer Bronchitis, rheumatischen Beschwerden, Erschöpfungszuständen, nervöser Unruhe, Bestandteil zahlreicher Fertigarzneimittel.

**Zubereitung:** 1/2 Teelöffel/Tasse Wasser (zerkleinerte Maitriebe), Aufguß, ca. 15 Minuten ziehen lassen. Als Fichtennadelfranzbranntwein bewährtes Einreibemittel. Fichtennadelaufguß (größere Menge) Badezusatz.

**Sammelgut:** Triebspitzen, V. Naturschutzbestimmungen beachten!

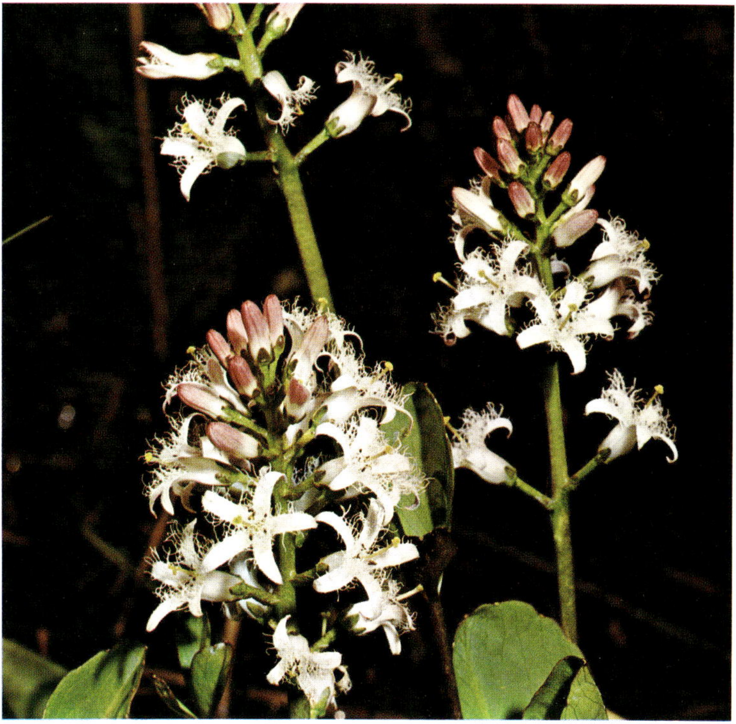

## **Fieberklee** - *Menyanthes trifoliata L.*

### Familie: Bitterkleegewächse - Menyanthaceae

**Volkstümliche Namen:** Bitterklee, Sumpf- oder Wasserklee.

**Vorkommen:** am Rande von Sümpfen, Teichen, Mooren, sumpfigen Wiesen.

**Aussehen:** 15—30 cm hohe, ausdauernde Pflanze, nahe verwandt mit den Enziangewächsen, aber mit wechselständigen Blättern von kleeartigem Aussehen, jedoch viel größer, Blüten in dichten Trauben. Blütenknospen rötlich, Blüten am Rande weißbärtig, Blätter grundständig.

**Inhaltsstoffe:** Bitterstoffglykoside, etwas Gerbstoffe. **Heilwirkung:** magensekretionsfördernd, bei Gärungsdurchfällen, gallenabflußfördernd, in der Homöopathie auch bei Gesichtsneuralgie, Nervenschmerzen, Ohrensausen bei älteren Menschen. Keine eigentliche fiebersenkende Wirkung, jedoch appetitanregend 1/2 Stunde vor (!) den Mahlzeiten und somit kräftigend nach überstandenen fieberhaften Erkrankungen.

**Zubereitung:** 1—2 Teelöffel/Tasse Wasser, Aufguß, ziehen lassen und ungesüßt (!) schluckweise, etwas angewärmt trinken.

**Sammelgut:** Blätter mit Stiel während der Blütezeit, V—VI.

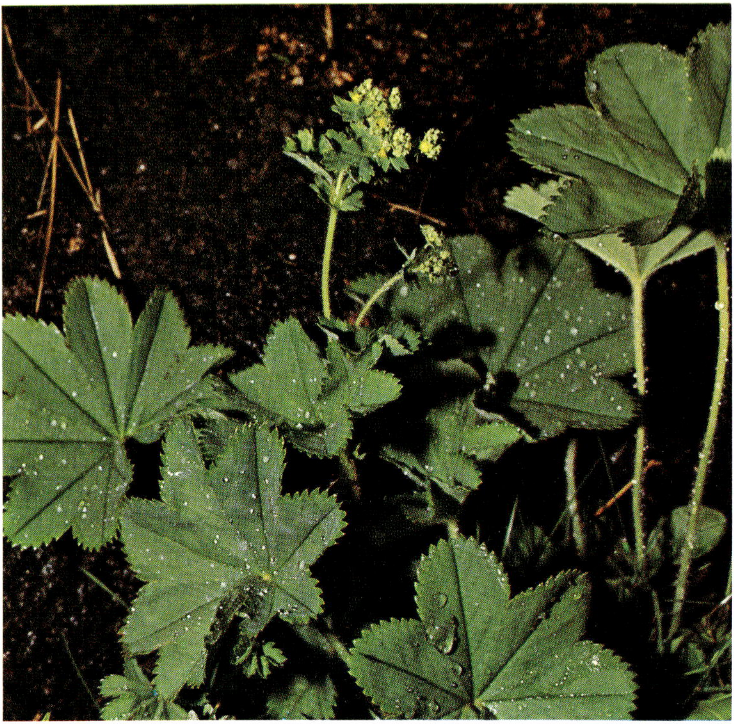

## **Frauenmantel** - *Alchemilla xanthochlora Rothmaler agg.*

Familie: Rosengewächse - Rosaceae

**Volkstümlicher Name:** Taumantel.

**Vorkommen:** feuchte Wiesen, Bachränder, Gräben, Weiden.

**Aussehen:** 15—50 cm kleine, unscheinbare Staude, Blätter rundlich bis nierenförmig, 7- bis 10lappig, gesägt, Blüten gelbgrün, stehen in endständiger, oben kahler Rispe, nur Kelch-, aber keine Blütenblätter.

**Inhaltsstoffe:** Gerbstoffe, Bitterstoffe, wenig ätherisches Öl. **Heilwirkung:** ganz schwach, in der Volksmedizin gegen zu starke Monatsblutungen, bei leichten Magen- und Darmbeschwerden, äußerlich als Wundheilmittel in Form vom Umschlägen.

**Zubereitung:** 1 Eßlöffel/Tasse, kurze Abkochung.

**Sammelgut:** ganzes blühendes Kraut, IV—VII.

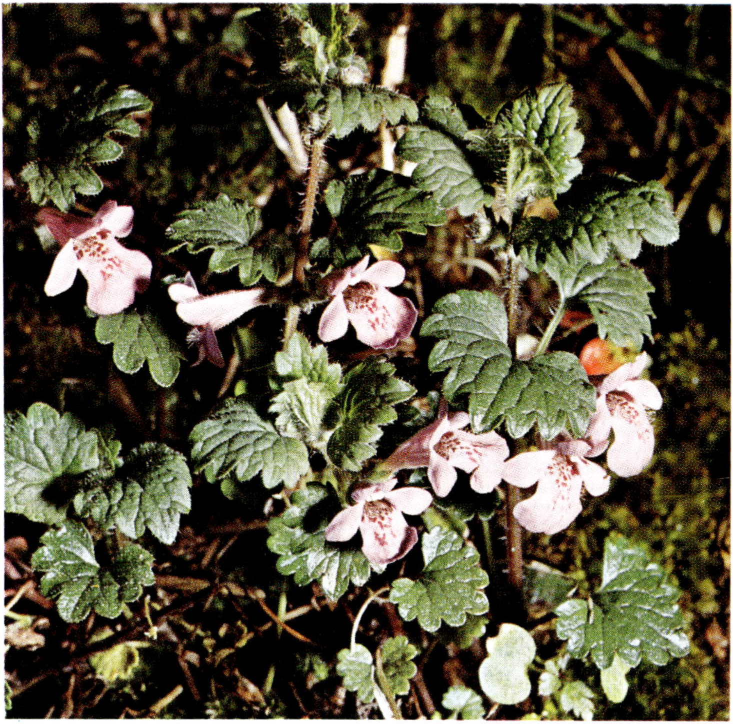

## **Gundelrebe** - *Glecoma heceracea L.*

Familie: Lippenblütler - Lamiaceae

**Volkstümliche Namen:** Gundermann, Erdefeu.

**Vorkommen:** Wege, Waldränder, Wiesen, Laubwälder.

**Aussehen:** 15—60 cm kleine, kriechende, am oberen Teil aufsteigende Staude mit vierkantigem Stengel, kahle, gestielte, nieren- bis herzförmige Blätter, gekerbter Blätterrand.

**Inhaltsstoffe:** Bitter-, Gerb-, Mineralstoffe, etwas ätherisches Öl und Saponin. **Heilwirkung:** schwach, bei Appetitlosigkeit, leichtem Magen-Darm-Katarrh, bei Entzündungen der oberen Atemwege, Husten, Leber-, Gallebeschwerden. Als Badezusatz und zur Wundbehandlung, auch zum Gurgeln bei Entzündungen der Mundschleimhaut.

**Zubereitung:** 1—2 Teelöffel/Tasse Wasser, Aufguß. Überdosierung vermeiden.

**Sammelgut:** ganzes blühendes Kraut, IV—VIII.

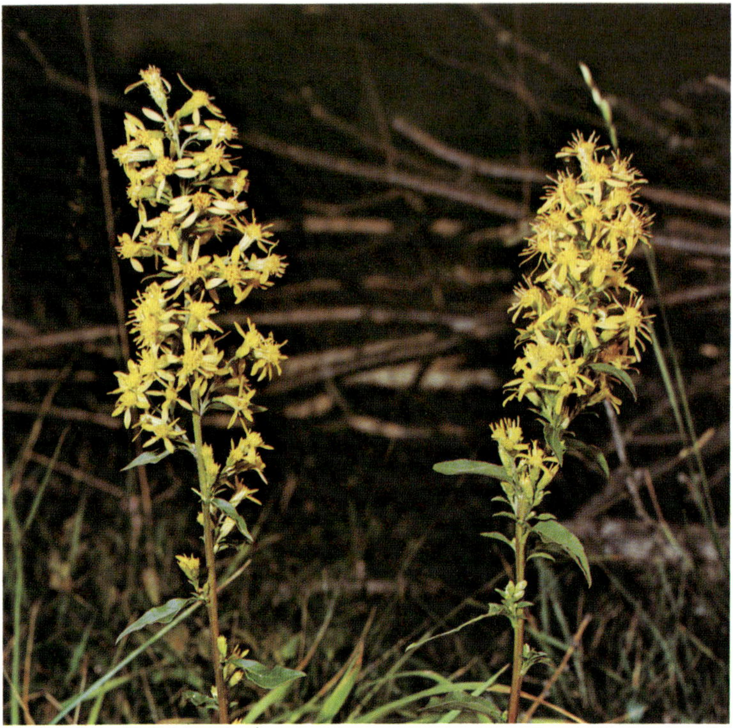

## **Goldrute** - *Solidago virgaurea L.*

Familie: Korbblütler - Asteraceae

**Volkstümliche Namen:** Heidnischwundkraut, Waldkraut.

**Vorkommen:** Feldwege, Waldränder und -lichtungen.

**Aussehen:** 60—100 cm hohe Staude mit aufrechtem Stengel und rutenförmigen Ästen. Die kleinen, goldgelben Korbblütchen stehen in traubenförmigen Blütenständen. Blätter unten eiförmig, gesägt, gestielt, oben lanzettlich, sitzend. **Inhaltsstoffe:** ätherisches Öl, Flavonoide, Saponine, Gerbstoff und Bitterstoff. **Heilwirkung:** harntreibendes Mittel bei Blasen- und Nierenentzündungen, schmerzhafter Harnentleerung, stoffwechselfördernd, wirkt günstig auf die Leberfunktion, in „Blutreinigungstees", bei unreiner Haut, rheumatischen Beschwerden, auch in der Homöopathie spezifisches Nierenmittel.

**Zubereitung:** 1—2 Teelöffel/Tasse Wasser, kurz aufkochen und 2—3 Minuten ziehen lassen.

**Sammelgut:** obere, blühende Pflanzenteile, VII—X.

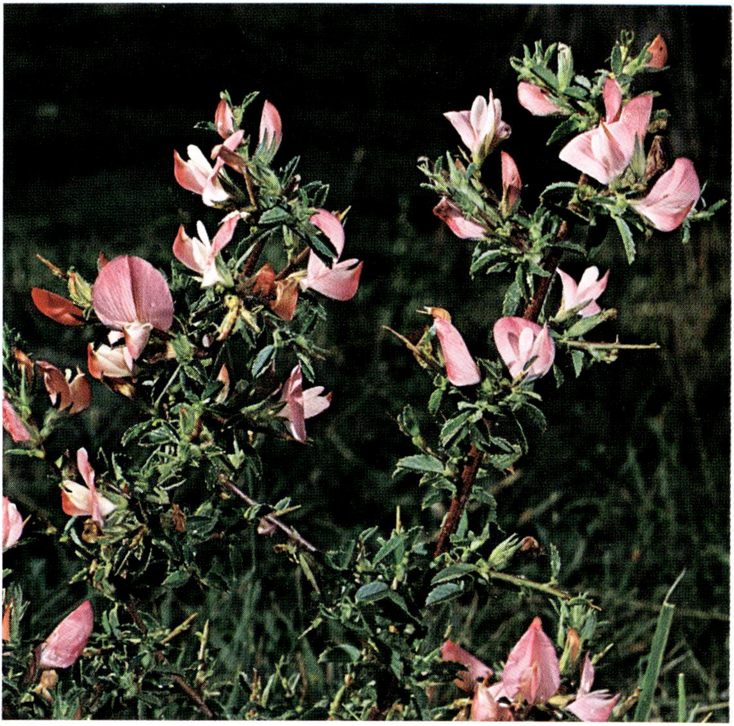

## **Hauhechel, Dornige** - *Ononis spinosa L.*

Familie: Schmetterlingsblütler - Fabaceae

**Volkstümliche Namen:** Heudorn, Hechelkraut, Ochsenbrech.

**Vorkommen:** trockene, steinige Plätze, Magerwiesen, Waldränder.

**Aussehen:** 30—60 cm hohe, unten etwas verholzte Staude, besitzt lange, kräftige, zähe Pfahlwurzeln, Stengel aufrecht, einreihig behaart, zahlreiche Dornen, dreizählige, klein gesägte Blätter mit Nebenblättern, traubige, dicht beblätterte Blütenstände mit rötlichweißen Schmetterlingsblüten. **Inhaltsstoffe:** ätherisches Öl, Flavonglykoside, Gerbstoff, weitere flüchtige Stoffe, evtl. Saponine. **Heilwirkung:** in der Schulmedizin und Homöopathie als wassertreibendes Mittel, sog. „Blutreinigungsmittel", bei Bauchwassersucht, Harnverhaltung bei Nierenerkrankungen.

**Zubereitung:** 2 Teelöffel/Tasse Wasser, Aufguß, länger ziehen lassen, oder Kaltauszug über mehrere Stunden. Homöopathie: Urtinktur 3mal 10 Tropfen/Tag.

**Sammelgut:** die ungewöhnlich schwer auszugrabenden, 50—90 cm langen zähen Wurzeln.

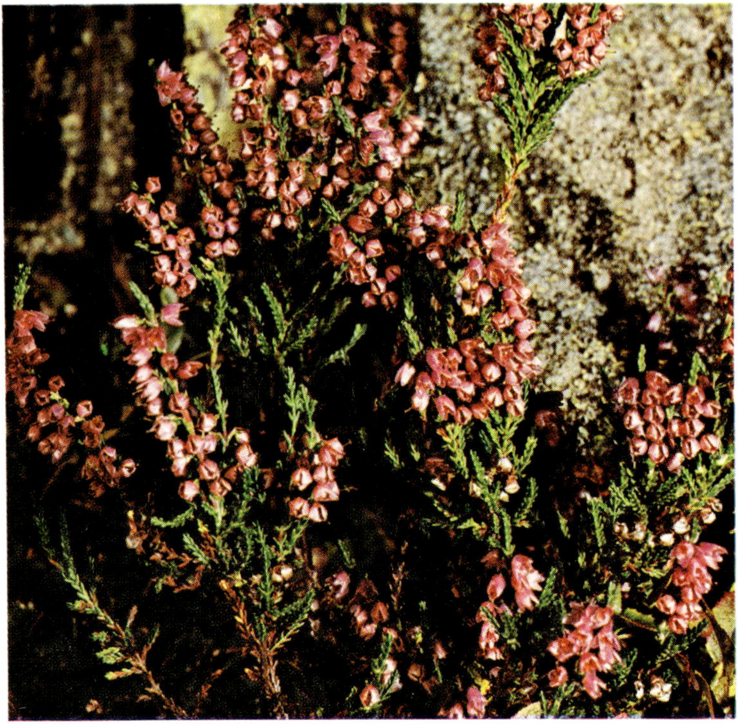

**Heidekraut** - *Calluna vulgaris (L.) Hull*
Familie: Heidekrautgewächse - Ericaceae

**Volkstümlicher Name:** Besenheide.

**Vorkommen:** Heiden, Magerrasen, Moore, Nadel- und Eichenwälder.

**Aussehen:** 30—80 cm hoher Zwergstrauch, niederliegend bis aufsteigend, Blätter sehr klein, 1—4 mm, linealisch-lanzettlich, vierreihig, dachziegelartig, Blüten in einseitswendigen Trauben, rosarote Farbe. **Inhaltsstoffe:** Arbutin (= Hydrochinon[Phenol]glykosid), Flavonglykoside, Gerbstoffe, Saponine, Bitterstoffe. **Heilwirkung:** in der Volksmedizin als sog. „Blutreinigungsmittel", nieren- und blasendesinfizierend, schwach harntreibend, äußerlich zu Umschlägen bei Ekzemen.

**Zubereitung:** 1 Teelöffel Heidekrautblüten auf ¼ l Wasser, Aufguß, 10 Minuten ziehen lassen.

**Sammelgut:** abgerebeltes Kraut ohne größere Stengelanteile, überwiegend aus Blüten bestehend, VIII—IX.

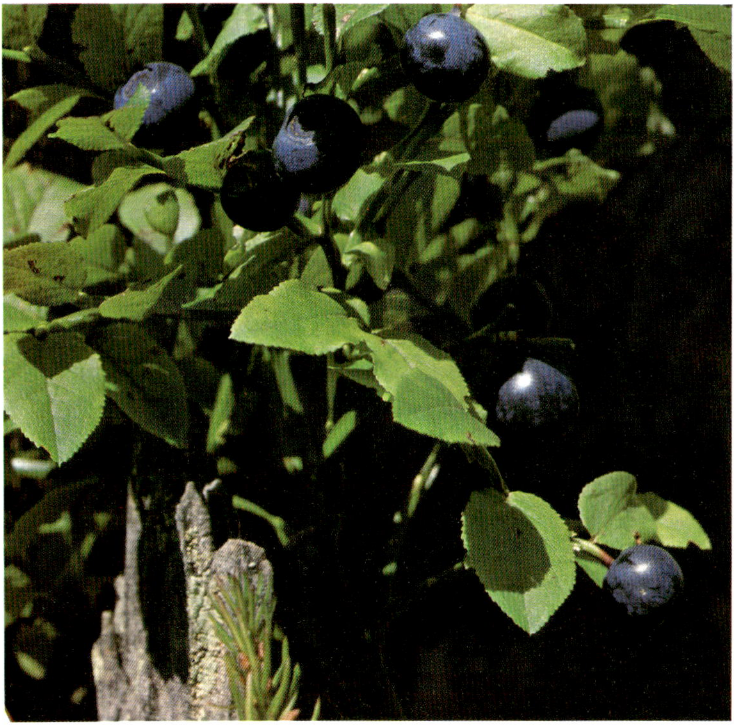

## **Heidelbeere** - *Vaccinium myrtillus L.*

Familie: Heidekrautgewächse - Ericaceae

**Volkstümliche Namen:** Blau-, Bick-, Schwarzbeere.

**Vorkommen:** Laub- und Nadelwälder, Mischwälder, Moore, bevorzugt sauren Boden.

**Aussehen:** 15—30 cm hoher Zwergstrauch, Stengel aufrecht oder leicht überhängend-aufsteigend, verzweigt, Zweige kantig, grün, Blätter schwach gekerbt, länglich-eiförmig, erbsengroße, blauschwarze, blaubereifte Beeren von süß-säuerlichem Geschmack, dunkelblauroter Saft im Gegensatz zur größeren Rauschbeere (kaum gefärbter Saft). **Inhaltsstoffe:** in den Früchten Gerbstoff, Fruchtsäuren, Zucker, in den Blättern u. a. Glykoside, Arbutin, Myrtillin. **Heilwirkung:** getrocknete Früchte als durchfallhemmendes Mittel, ebenfalls der ungezuckerte Saft. Abkochung auch als Gurgelmittel bei verschiedenen Entzündungen im Mund und Rachen. Frische Heidelbeeren schwach abführend. Auf die Verwendung der Blätter durch Diabetiker ist wegen der Gefahr einer Hydrochinonvergiftung bei Daueranwendung zu verzichten.

**Zubereitung:** 3—4 Eßlöffel in ½ l Wasser, Abkochung. Sonst getrocknet, roh, mehrere Teelöffel.

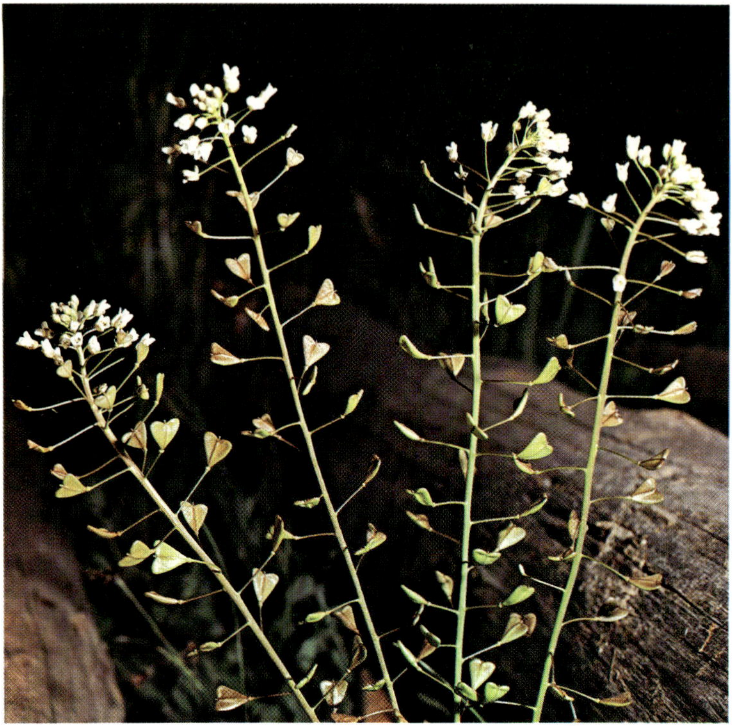

## **Hirtentäschel** - *Capsella bursa-pastoris (L.) Medicus*

Familie: Kreuzblütler - Brassicaceae

**Volkstümlicher Name:** Täschelkraut.

**Vorkommen:** überall an Wegen, Wiesen-, Ackerrändern.

**Aussehen:** Das einjährige Kraut besitzt eine Blattrosette mit tief fiederteiligen Blättern, Stengelblätter sind lanzettlich mit pfeilförmigem Grund, stengelumfassend, Gesamthöhe 5—60 cm, Stengel oft verzweigt, besonders typisch sind die herzförmigen Schötchen, die weißen Kreuzblütchen sind unscheinbar. **Inhaltsstoffe:** Flavonglykoside, Cholin und Azetylcholin, verschiedene Amine, etwas ätherisches Öl und Saponin.

**Heilwirkung:** ganz schwaches blutstillendes Mittel.

**Zubereitung:** 2 Teelöffel/Tasse Wasser, Kaltauszug 10—12 Stunden.

**Sammelgut:** ganzes blühendes Kraut, V—VIII.

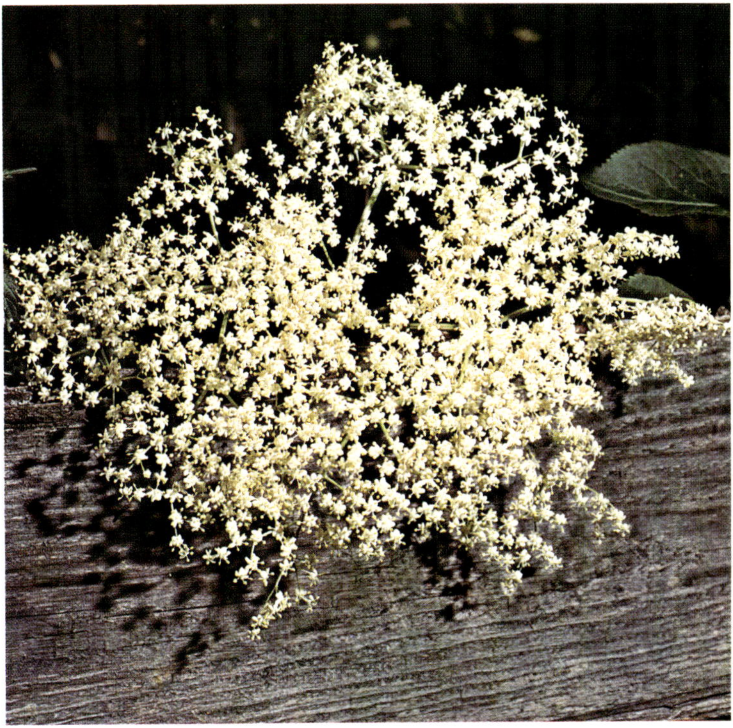

## **Holunder** - *Sambucus nigra L.*

### Familie: Geißblattgewächse - Sambucaceae

**Volkstümliche Namen:** Holler, Holder.

**Vorkommen:** an Hecken, in Gebüschen, Gärten, an Waldrändern.

**Aussehen:** 3—8 m hoher Baum oder großer Strauch. Warzige, unangenehm, wie auch die Blätter, riechende Rinde, lockeres Mark enthaltende Zweige mit unpaarig gefiederten Blättern. Die kleinen, verwachsenen, gelblichweißen Blütchen bilden eine große, flache, vielgabelige Trugdolde. Duft stark aromatisch. Im Herbst bilden sie schwarze beerenartige Steinfrüchte. **Inhaltsstoffe:** ätherisches Öl, Flavonglykoside, Schleim. **Heilwirkung:** mit viel heißem Wasser getrunken schweißtreibend bei Erkältungskrankheiten, grippalen Infekten, auch als Vorbeugungsmittel.

**Zubereitung:** 2 Teelöffel/Tasse Wasser, Aufguß. Als schweißtreibendes Mittel ½ Liter sehr heiß trinken.

**Sammelgut:** die abgerebelten, getrockneten Blütenstände. Die entkernten Früchte ergeben gekocht einen empfehlenswerten Saft. Sie eignen sich auch zur Geleeherstellung, evtl. zusammen mit Brombeeren. Blüten VI—VII, Früchte VIII—IX.

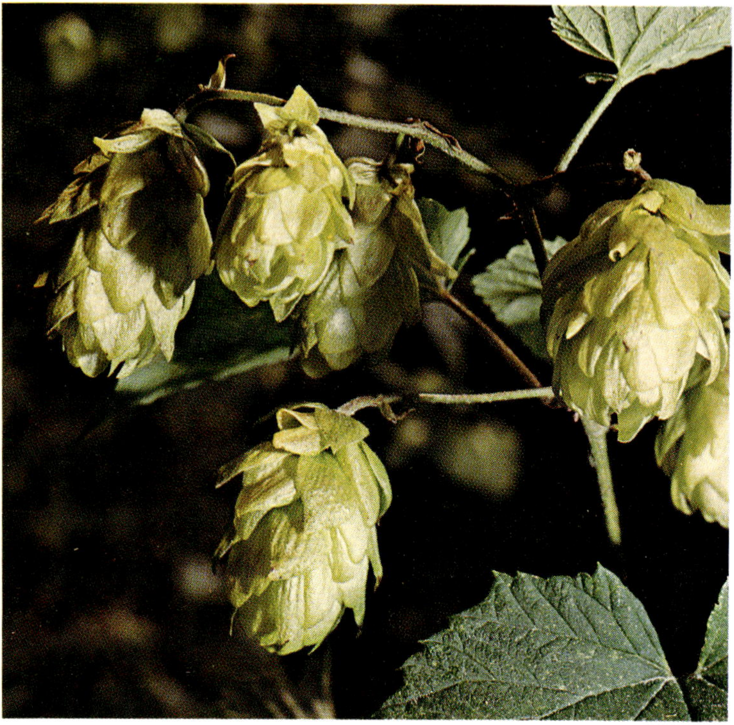

**Hopfen** - *Humulus lupulus L.*

Familie: Hanfgewächse - Cannabaceae

**Volkstümliche Namen:** Wilder Hopfen, Bierhopfen.

**Vorkommen:** wild an Zäunen, Hecken, im Gebüsch. Heilpflanze stammt vom Kulturhopfen.

**Aussehen:** Die ausdauernde Schlingpflanze besitzt überall borstige Klimmhaare. 4—7 m hoch, rechtswindend, langgestielte, große drei- bis fünflappige Blätter. Die männlichen Blütenstände bilden lockere Trugdolden mit kleinen, gelblichgrünen Blütchen, die weiblichen Blüten bilden dichtstehende, grünliche, leichte Zapfen aus, die am Schuppengrund die bitteren Hopfendrüsen enthalten. **Inhaltsstoffe:** Bitterstoffe, Harzsubstanzen, ätherisches Öl. **Heilwirkung:** appetitanregend, harntreibend, nervenberuhigend, schlaffördernd.

**Zubereitung:** Aufguß, 2—3 Teelöffel/Tasse Wasser, längere Zeit ziehen lassen. 2—3 Tassen pro Tag. Kann mit Weißdorn, Baldrian, Passionsblume, Melisse kombiniert werden. Auch als Hopfenkissen zur Schlafförderung.

**Sammelgut:** unbestäubte weibliche Hopfenzapfen. Geringe Lagerfähigkeit, VIII—IX.

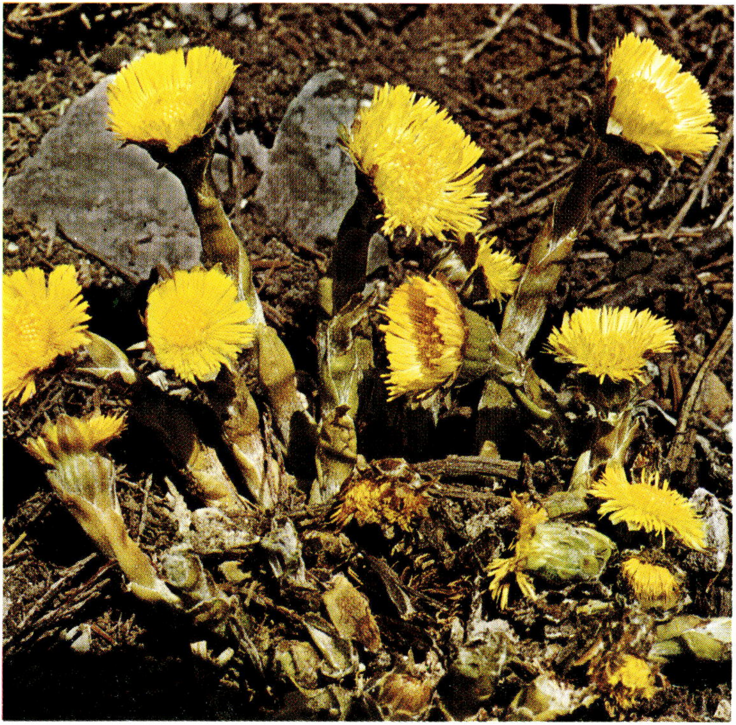

## **Huflattich** - *Tussilago farfara L.*

Familie: Korbblütler - Asteraceae

**Volkstümliche Namen:** Brustlattich, Eselshuf, Märzblume.

**Vorkommen:** lehmig-tonige Böden, Schuttplätze, Wegränder.

**Aussehen:** einer der ersten Frühjahrsblüher; vor den handgroßen, flach gebuchteten, unterseits filzig behaarten und grob gezähnten Laubblättern erscheinen die leuchtend gelben Blütenkörbchen an schuppigen und behaarten Stengeln. **Inhaltsstoffe:** Schleime, etwas Bitterstoffe und Mineralsalze. **Heilwirkung:** reizlinderndes, einhüllendes Mittel bei Reizhusten, Heiserkeit, Bronchitis.
Wegen bestimmter Inhaltsstoffe nur in kleinen Mengen und über kurzen Zeitraum zu verwenden.

**Zubereitung:** 2—3 Teelöffel geschnittene Blätter auf eine Tasse Wasser, Aufguß. Süßen mit Honig, Kandiszucker. Blüten wie Blätter behandeln. Gequetschte frische Blätter zur Wundbehandlung.

**Sammelgut:** Blüten III—IV, Blätter IV—VII.

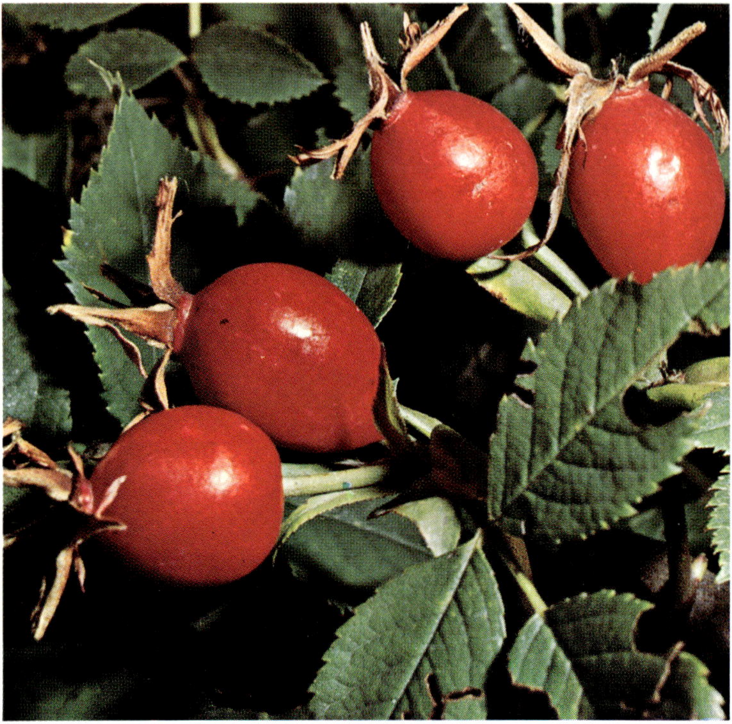

**Hundsrose -** *Rosa canina L. agg.*

Familie: Rosengewächse - Rosaceae

**Volkstümliche Namen:** Heckenrose, Heiderose, Hagebutte.

**Vorkommen:** Hecken, Waldränder, Raine, sonnige Hänge.

**Aussehen:** bis mehrere Meter hoher Strauch, dessen Stämme und Äste überhängen; alle Teile besitzen kräftige Stacheln. Die Blätter sind unpaarig gefiedert und besitzen typisches Unterblatt. Blüten fünfzählig, weißrötlich bis rosa mit bebärteten, unbebärteten und halbbebärteten Kelchblättern. Früchte sind leuchtend rote Sammelnußfrüchte. Die Kerne sind die eigentlichen Früchte. **Inhaltsstoffe:** in frischen Früchten besonders viel Vitamin C, aber auch Provitamin A, Vitamin B1, B2, Flavone, Fruchtsäuren, Zucker, Gerbstoffe. **Heilwirkung:** angezeigt bei Vitamin-C-Mangel, bei fieberhaften Erkrankungen, zur Stärkung natürlicher Abwehrkräfte, in der Schwangerschaft, Stillzeit, bei Magensäuremangel, überwiegend als Haustee.

**Zubereitung:** 1—2 Teelöffel/Tasse Wasser, Abkochung ca. 10 Minuten, Kerne müssen noch länger gekocht werden. Am besten ist die Wirkung von schonend zubereiteter Hagebuttenmarmelade.

**Sammelgut:** Hagebutten mit und ohne Kerne, X—XI.

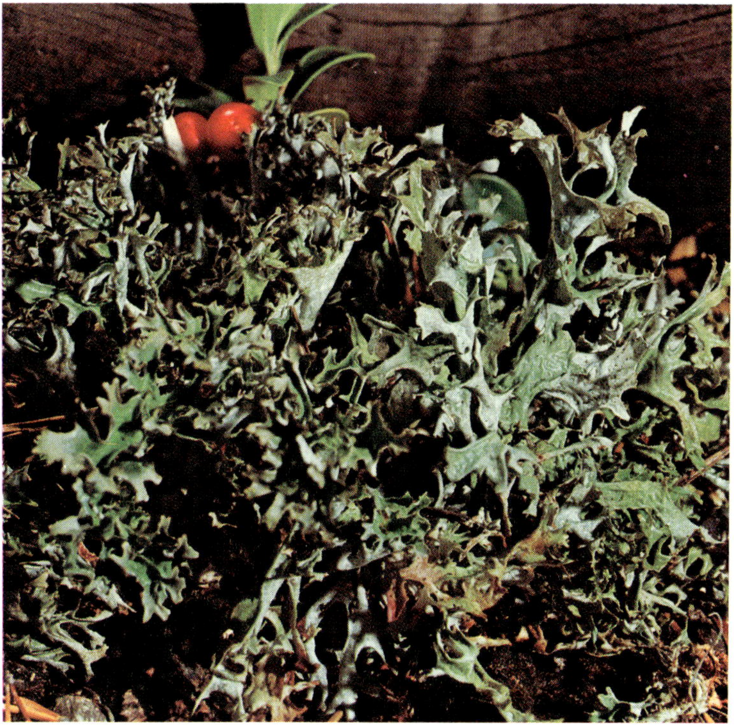

**Isländisch „Moos"** - *Cetraria islandica (L.) Acharius (auch das kleine, dünnblättrige Isländisch „Moos" — Cetraria tenuifolia [Retzius] Howe)*

Familie: Schüsselflechten - Parmeliaceae

**Volkstümliche Namen:** Lungenmoos, Hirschhornflechte, Almgraupen.

**Vorkommen:** Mittel- und Hochgebirge; Bodenflechte.

**Aussehen:** bis 15 cm hohe, strauchig-blattartige, knorpelige Bodenflechte ohne Wurzeln, gabelästig verzweigt mit zum Teil rinnigen, blattartigen Gebilden, unterseits weiß, oberseits oliv- bis braungrün. Am Rand oft winzige, warzenartige Gebilde, in denen sich Fortpflanzungsorgane bilden. **Inhaltsstoffe:** Schleime und bittere Flechtensäuren. **Heilwirkung:** reizlinderndes, einhüllendes Mittel bei Reizhusten, appetitanregend, magensekretionsfördernd.

**Zubereitung:** bei Husten zunächst Aufguß, diesen wegschütten, um Bitterstoffe zu entfernen, abgeseihte Droge (2—3 Teelöffel/Tasse Wasser), Abkochung, mit Honig süßen; tagsüber oder nachts schluckweise trinken. Als Magenmittel ungesüßt.

**Sammelgut:** die ganze gut gereinigte Flechte, V—X.

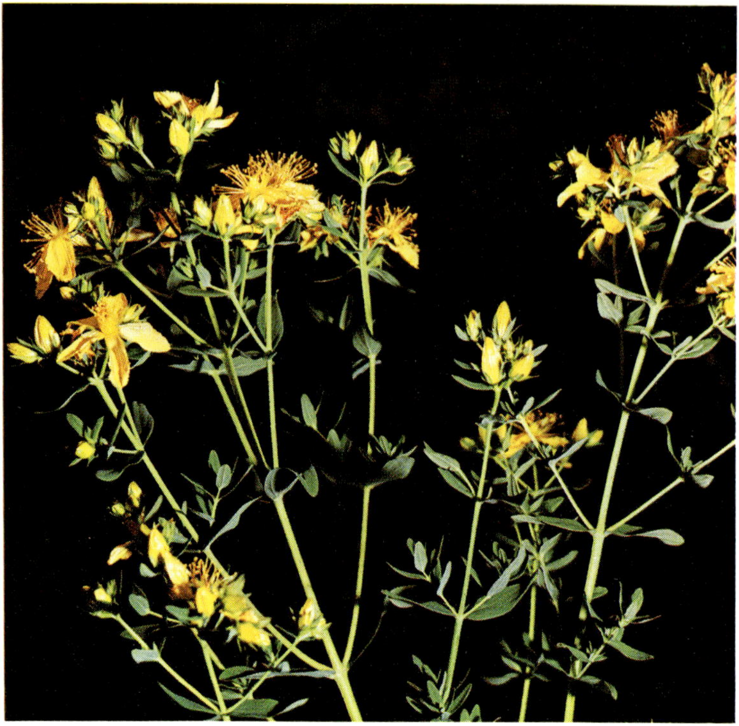

## **Johanniskraut** - *Hypericum perforatum L.*

### Familie: Johanniskrautgewächse - Hypericaceae

**Volkstümliche Namen:** Hartheu, Tüpfelheu, Walpurgiskraut.

**Vorkommen:** häufig, an Wegrändern, Rainen, Bahndämmen.

**Aussehen:** aufrechte, 30—60 cm hohe, ausdauernde Pflanze mit zweileistig-rundem, hartem Stengel, rot überlaufene, leuchtend gelbe Blüten in Trugdolden angeordnet, die beim Zerdrücken roten Saft abgeben. Die kleinen, ungestielten, oval-länglichen Blättchen sind durchscheinend, infolge unzähliger Öldrüsen punktiert und haben oft schwarze punktförmige Drüsen. **Inhaltsstoffe:** roter Hauptwirkstoff Hypericin, Gerbstoffe, Flavonglykoside, ätherisches Öl. **Heilwirkung:** als Tee nur schwach bei Durchfall, Magen-, Darm-, Leber- und Gallenstörungen, als öliger Auszug mildes Nervenmittel und Antidepressivum sowie wundheilungsfördernd.

**Zubereitung:** 2—3 Teelöffel/Tasse Wasser, Abkochung. 2—3 Tassen über den Tag. Johanniskrautöl: Ca. 150 g frische, kleingeschnittene Blüten, am besten mittels Küchenmaschine, werden in 500 g Olivenöl in Weithalsglas gegeben, gut verschlossen, drei Wochen in der Sonne stehen lassen, wobei täglich einmal umgeschüttelt werden muß. 1—2 Teelöffel je Tag. Wenig haltbar, daher alljährlich neu zubereiten!

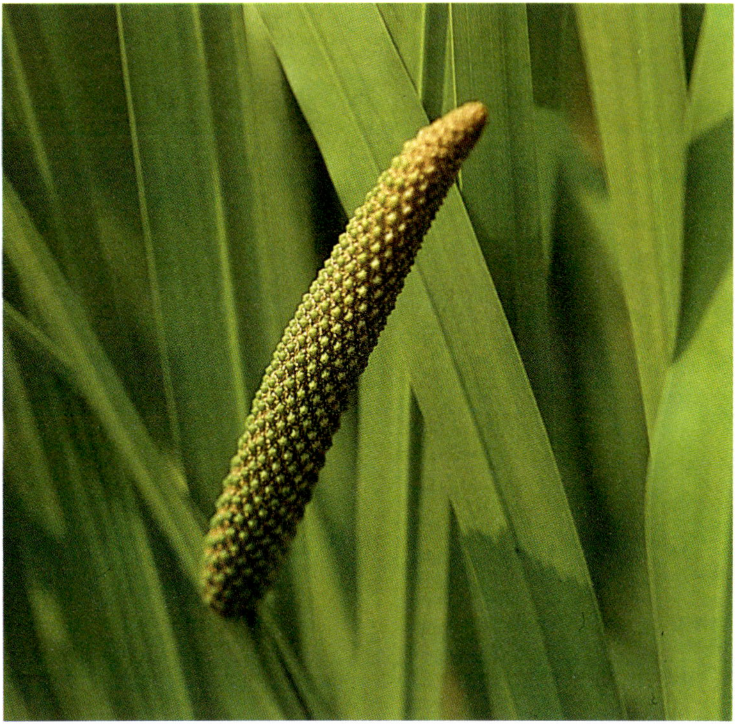

**Kalmus** - *Acorus calamus L. var. calamus*

Familie: Aronstabgewächse - Araceae

**Volkstümliche Namen:** Magenwurz, Deutscher Ingwer.
**Vorkommen:** in Zentralasien beheimatet, in Europa seit langem eingebürgert, ebenfalls in den USA. Sein Standort sind stehende Gewässer, an Teichrändern, Seeufern und langsam fließenden Bächen, in Sümpfen und schlammigen Gräben.
**Aussehen:** 50—150 cm hohe Staude mit langem unterirdischem Wurzelstock. Die Blätter sind linealisch-schwertförmig, meist am Rande gewellt. Stengel dreikantig, zweizeilig beblättert. Blütenstand kolbenförmig mit langem, laubblattähnlichem Hochblatt.
**Inhaltsstoffe:** ätherisches Öl mit Asaron und Iso-Eugenolmethyläther, Bitterstoff Acorin und Gerbstoff.
**Heilwirkung:** bei nervösen Magenbeschwerden, Appetitmangel, Darmstörungen. Daher häufiger Bestandteil von Magenbittern vom Typ Boonekamp, Cordial Médoc u. a. Äußerlich z. B. als Tee oder besser Tinktur zu Einreibungen, hautreizenden Umschlägen und als Badezusatz. Der Hauptbestandteil hat tranquillisierende Wirkung, aber auch unerwünschte Nebenwirkungen sind möglich. Daher kein Dauergebrauch und keine zu hohe Dosierung bei innerlicher Anwendung. Keine Bedenken als Mund- und Gurgelwasser.
**Zubereitung:** für innerliche Zwecke geschält, für äußerliche ungeschält. 1 Teelöffel auf eine Tasse, heißer Aufguß. Für Badezwecke nimmt man etwa 250 g der ungeschälten Droge auf 2 Liter kochendes Wasser und setzt den Aufguß dem Bad zu.
**Sammelgut:** Wurzelstock VI—VII.

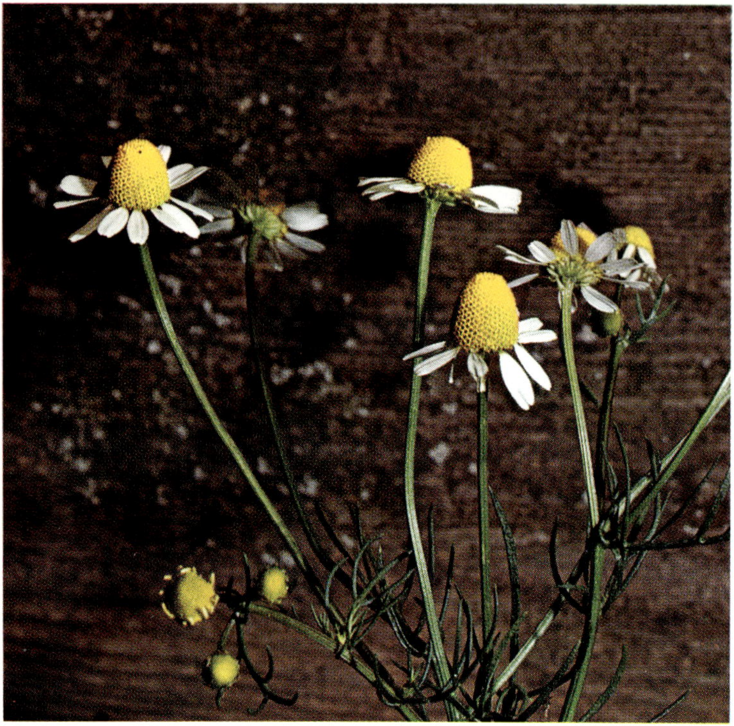

**Kamille** - *Chamomilla recutita (L.) Rauschert (Syn. Matricaria chamomilla L.)* Familie: Korbblütler - Asteraceae

**Volkstümliche Namen:** Feldkamille, Mutterkraut, Hermel.

**Vorkommen:** Getreidefelder, Wegränder, Brachland.

**Aussehen:** einjährige, 20—40 cm hohe Pflanze, kahle, aufrechte Stengel, oben ästig, Blätter 2- bis 3mal fiederspaltig mit spitzen Zipfeln. Weiße, oft nach unten umschlungene Zungenblüten und gelbe Röhrenblüten, hohler (!) Blütenboden, typischer Geruch (!).

**Inhaltsstoffe:** ätherisches Öl mit Proazulen bzw. Azulen, Bisabolol, Flavonglykoside. **Heilwirkung:** innerlich: bei Magen- und Darmkrämpfen, Magenschleimhautentzündung, blähungswidrig. Zur Inhalation bei Erkältungskrankheiten, Rachenentzündung, Gurgelmittel, Gesichtsdampfbäder bei unreiner Haut, zur Rollkur bei Gastritis, zu Umschlägen.

**Zubereitung:** 1—2 Teelöffel/Tasse Wasser, Aufguß, 10 Minuten ziehen lassen. Kamillenextrakte sind wirkstoffreicher.

**Sammelgut:** nicht zerfallene Blütenköpfe ohne Stengelanteile, VI—IX.

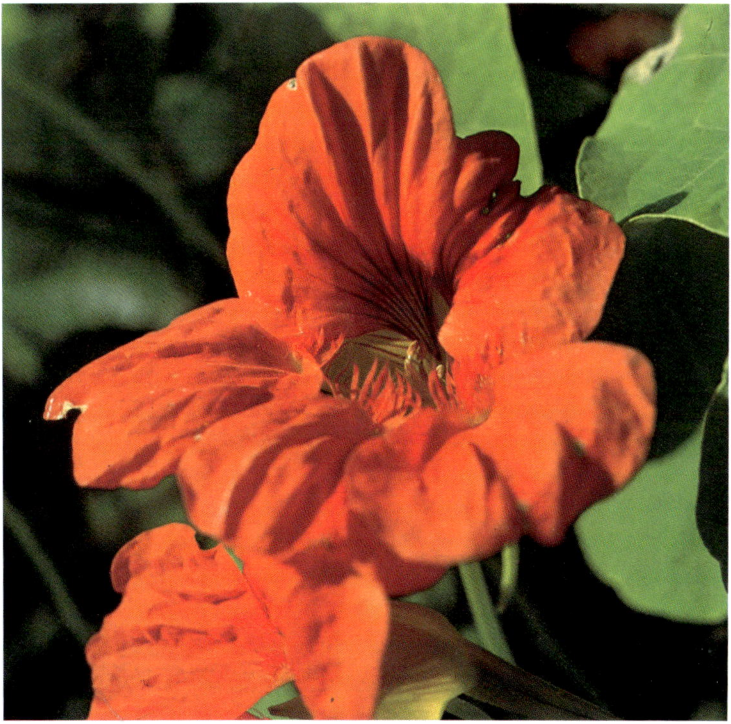

**Kapuzinerkresse** - *Tropaeolum majus L.*

Familie: Tropaeolaceae - Kapuzinerkressengewächse

**Vorkommen:** Die in Peru bis Kolumbien einheimische Staude wird bei uns einjährig auf Balkonen und Terrassen in Schalen, Blumenkästen gezogen. Auch in Beeten und Rabatten.

**Aussehen:** Die bis 5 m kriechende oder auch mit Hilfe der Blätter- und Blütenstiele kletternde, nicht winterharte Pflanze besitzt runde, schildförmige, ziemlich fleischige Blätter. Die einfachen oder gefüllten Blüten sind rot, orange oder gelb, unregelmäßig, mit langem Sporn.

**Inhaltsstoffe:** Glukotropaeolin, das nach enzymatischer Spaltung das Benzylisothiocyanat (= Benzylsenföl) liefert, das auch leicht synthetisch herzustellen ist.

**Heilwirkung:** Das Benzylsenföl besitzt antibiotische, d. h. antibakterielle und pilzwidrige Eigenschaften. Eine gute Wirkung besteht im Nieren-Blasen-Bereich und in den Atemwegen, z. B. bei eitriger Nierenbeckenentzündung (Pyelonephritis), bei Soorpilzinfektionen im Nieren-Blasen- und Atembereich, ebenfalls bei Husten und eitrigen Entzündungen der oberen Luftwege. Nicht verwenden bei Haut- und Schleimhautentzündungen (Reizungen!) sowie Magen- und Darmgeschwüren. Die Alkoholverträglichkeit ist herabgesetzt.

**Zubereitung:** zweckmäßig als magensaftresistente Kapseln (Fertigarzneimittel) mit standardisiertem Wirkstoffgehalt. Sonst auch als Frischpflanze (Blätter und Blüten) als Salat oder Salatzusatz. Auch fein geschnitten unter Quark (Topfen) gemischt oder als Butterbrotbelag.

## **Katzenpfötchen, Gewöhnliches** - *Antennaria dioica (L.) Gaertner* Familie: Korbblütler - Asteraceae

**Volkstümliche Namen:** Ruhrkraut, Bärenpratzerl, Himmelfahrtsblümlein.

**Vorkommen:** lockere sandige Böden, lichte Kiefernwälder.

**Aussehen:** Die 7—20 cm hohe Staude besitzt weiße männliche und rötliche weibliche Blütenhüllblättchen, endständig in Trugdolden angeordnet. Stengel aufrecht, unverzweigt, grundständige Blattrosette mit spatelförmigen Blättern, oberseits grün, unterseits weißfilzig, Stengelblätter linealisch, oben dem Stengel anliegend. **Inhaltsstoffe:** geringe Mengen Gerbstoff, Bitterstoff, ätherisches Öl. **Heilwirkung:** gering, gelegentlich bei Leber- und Gallenstörungen, schwach durchfallhemmend. Meist als Schönungsdroge in Teegemischen, zusammen mit der Sandstrohblume Helichrysum arenarium (L.) Moench, die aber glänzend goldgelbe Blütenköpfchen besitzt.

**Sammelgut:** Blütenköpfchen, vorwiegend die rötlichen weiblichen, V—VII.

## **Königskerze** - *Verbascum nigrum L.* Familie: Rachenblütler - Scrophulariaceae

**Volkstümliche Namen:** Schwarze Königskerze, Wollblume.

**Vorkommen:** Wegraine, Kahlschläge, Schutthalden, an Flußufern, auch im Gebirge bis ca. 1500 m.

**Aussehen:** 50—150 cm hohe, zweijährige Pflanze mit besonders im oberen Teil kantigem Stengel, oberseits kahl, unten filzig behaart; Blütenstand ist eine lange, endständige Traube, häufig mit Seitenästen, Einzelblüten 15—20 mm breit, gelbe, verwachsene Blumenkrone mit fünf am Grunde, blutrot gefleckten Blütenblättern, Staubblätter violettwollig. Blüten können nur als nicht vollwertiger Ersatz der in den Arzneibüchern zugelassenen Großen und Filzigen Königskerze angesehen werden (Verbascum densiflorum Bertoloni, Verbascum phlomoides L.). **Inhaltsstoffe:** der letzteren: Schleim, Saponine, ätherisches Öl in geringer Menge. **Heilwirkung:** reizlindernd, einhüllend, schwach auswurffördernd, in der Regel nur in Hustenteegemischen bei Erkältungskrankheiten, Husten, Heiserkeit.

**Zubereitung:** zweckmäßig mit anderen Heilpflanzen, wie Eibisch, Veilchenwurzel (Iriswurzelstock), Huflattich, gewöhnlicher Anis, Fenchel, Süßholz, Spitzwegerich u. a.; als Aufguß, 1—2 Teelöffel auf eine Tasse Wasser. Mit Honig süßen und schluckweise trinken. Drei Tassen/Tag. **Sammelgut:** Blüten VI—VIII.

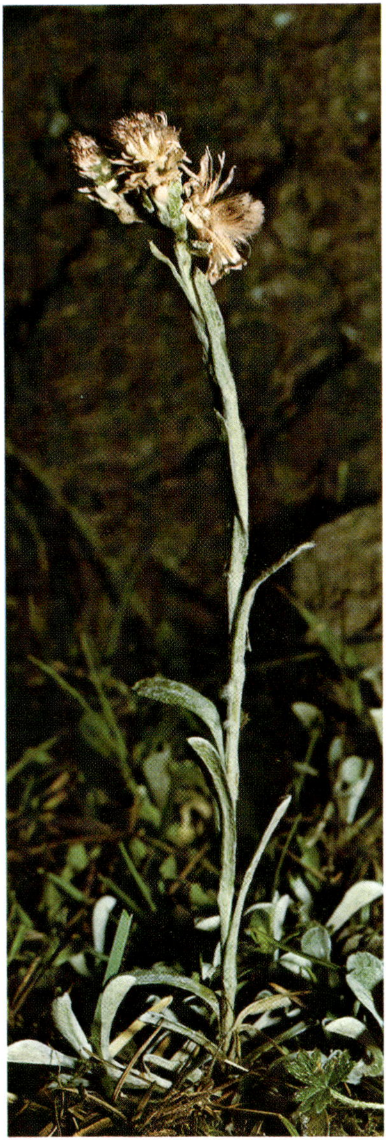
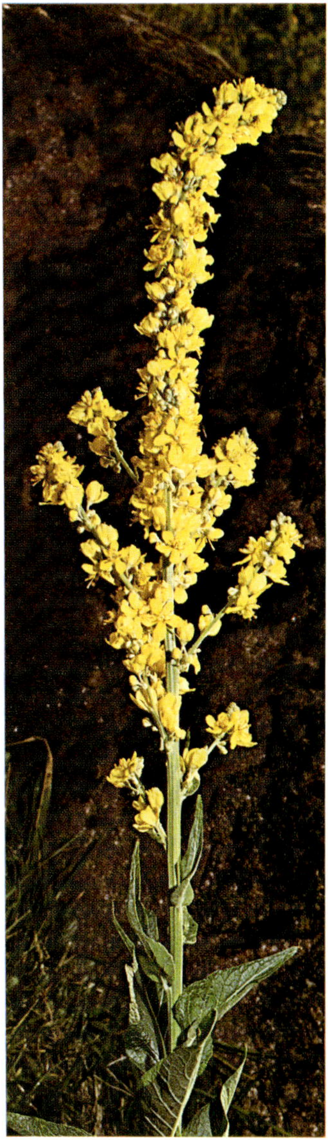

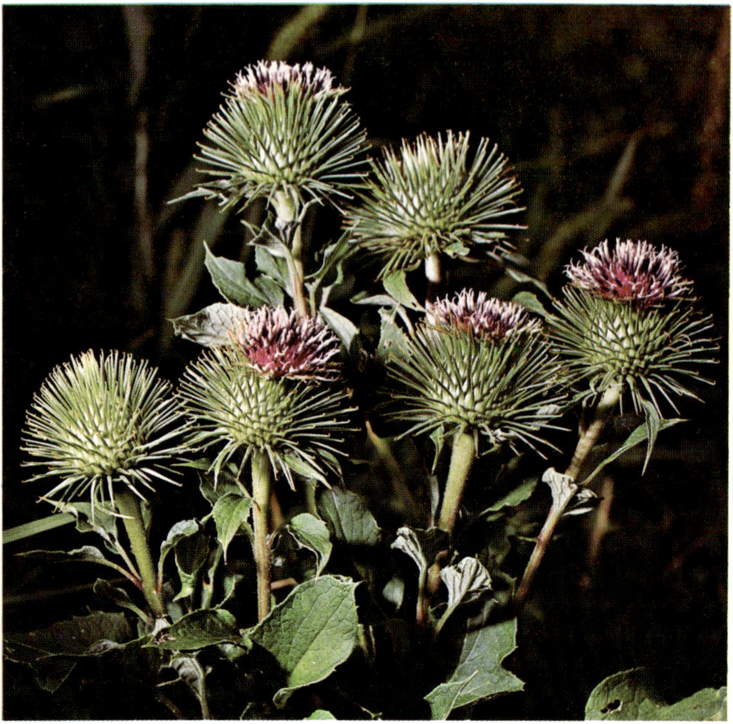

## **Klette** - *Arctium lappa L.*

Familie: Korbblütler - Asteraceae

**Volkstümliche Namen:** Große Klette, Butzen, Hopfenklette.

**Vorkommen:** an Wegen, Zäunen, auf Schutt.

**Aussehen:** 80—150 cm hohe Pflanze mit aufrechtem, zähem, gefurchtem Stengel, ästig, flaumhaarig-wollig, Blätter breit bis eirund-herzförmig, unterseits wollig bis graufilzig behaart. Korbblüten in lockeren Trugdolden, Köpfe kugelig, Hüllblätter mit hakenförmig nach innen gekrümmter Spitze. Farbe: blaurot. **Inhaltsstoffe:** ätherisches Öl, Gerbstoffe, Sitosterin, keimhemmende Stoffe. **Heilwirkung:** in der Volksheilkunde und Homöopathie gegen Akne, Ekzeme, schuppige Erkrankungen der Kopfhaut. In Öl extrahierte Wurzel ergibt Klettenwurzelhaaröl für trockene Kopfhaut.

**Zubereitung:** 1 Teelöffel/Tasse Wasser, mehrere Stunden kalt ausziehen, dann ganz kurz aufkochen. Dreimal täglich eine Tasse.

**Sammelgut:** Wurzeln III—IV und IX—X.

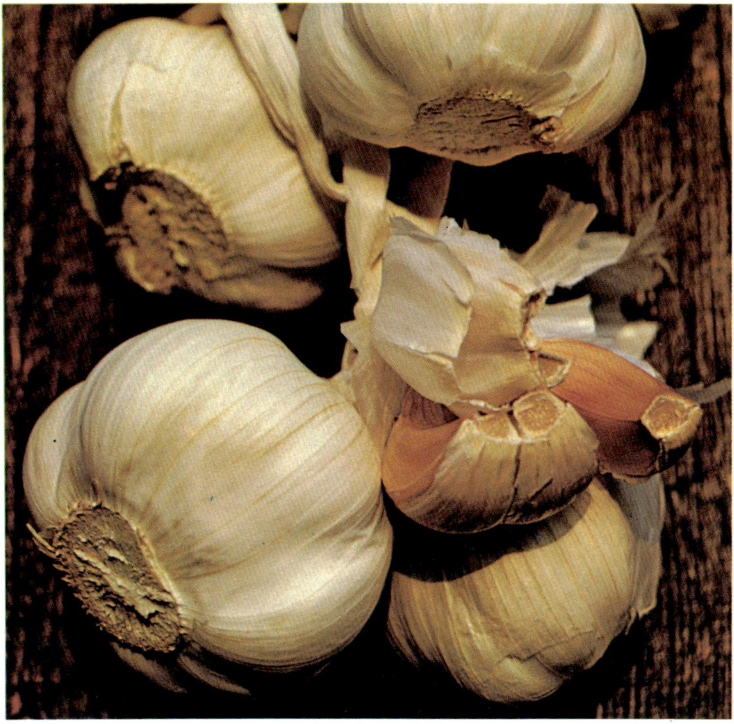

**Knoblauch** - *Allium sativum L. subspecies sativum*

Familie: Lauchgewächse - Alliaceae

(Ordnung: Spargelartige - Asparagales)

**Volkstümliche Namen:** Knobl, Knofl, Knoblich, Garlic, ail, aglio.

**Vorkommen:** Selten verwildert, in der Regel angebaut. **Aussehen:** 20—70 cm hohe Staude. Wenige Einzelblüten bilden eine wenigblütige Scheindolde, die in jungem Zustand von einem langgeschnäbelten Deckblatt eingehüllt wird, das bei der Reife als Ganzes abfällt. **Inhaltsstoffe:** das als Heilmittel wirksame Allicin, ein Ätherischölbestandteil, das aus der geruchlosen und unwirksamen Vorstufe Alliin durch Enzym-Einwirkung entsteht. Weitere schwefelhaltige Verbindungen, bakterien- und pilztötende Stoffe, Vitamine A, B1, B2, Niacinamid, C. Verschiedene Spurenelemente, Enzyme, gefäßwirksame Flavonoide. **Heilwirkung:** zur Unterstützung der Grundbehandlung und Diätetik der Arteriosklerose und deren Vorbeugung. Fördert die Sekretion sämtlicher Verdauungsdrüsen; bei Störungen des Fettstoffwechsels und des Blutgerinnungssystems (Infarktvorbeugung). Senkung der Neutralfette und des Cholesterins, Erhöhung der erwünschten Fett-Eiweiß-Verbindungen im Blutserum (VHDL). Gefäßwirksam und mild blutdrucksenkend. Keine ungünstigen Nebenwirkungen, auch nicht bei Überdosierung. **Zubereitung:** 1—2 Zwiebeln je Tag, zweckmäßig kleingeschnitten; Frischpflanzensaft. Bei Ölkapseln muß auf bestimmte, wasserlösliche Bestandteile, z. B. Adenosin, verzichtet werden. Geruchsbelästigung über die Atemwege und die Haut. Durch Kauen von Petersilie oder Gurgeln mit Mundwässern wird der Geruch zum Teil gemindert. **Sammelgut:** die Zwiebel, VI—VIII.

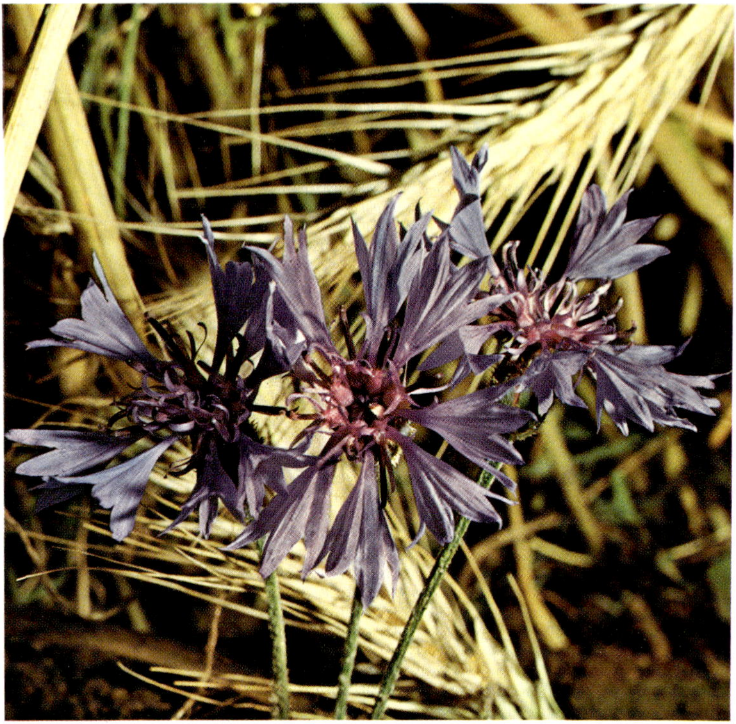

## **Kornblume** - *Centaurea cyanus L.*

Familie: Korbblütler - Asteraceae

**Volkstümliche Namen:** Kornbeißer, Sichelblume.

**Vorkommen:** besonders Getreideäcker, Schutthalden.

**Aussehen:** 30—80 cm hohe, einjährige Pflanze, große blaue Korbblüten, nur Röhrenblüten, nach dem Rand auffallend vergrößert, Blätter lineal-lanzettlich, bis 5 mm breit.

**Inhaltsstoffe:** blauer Blütenfarbstoff Anthocyan, Gerb- und Bitterstoffe, etwas Schleim.
**Heilwirkung:** ganz schwach harntreibend, günstig bei Magen- und Darmbeschwerden, überwiegend jedoch als Verschönerungsmittel (blaue Blüten) in verschiedenen Teegemischen, z. B. Hustentees.

**Zubereitung:** 1—2 Teelöffel/Tasse Wasser, Aufguß.

**Sammelgut:** Blüten VI—VIII.

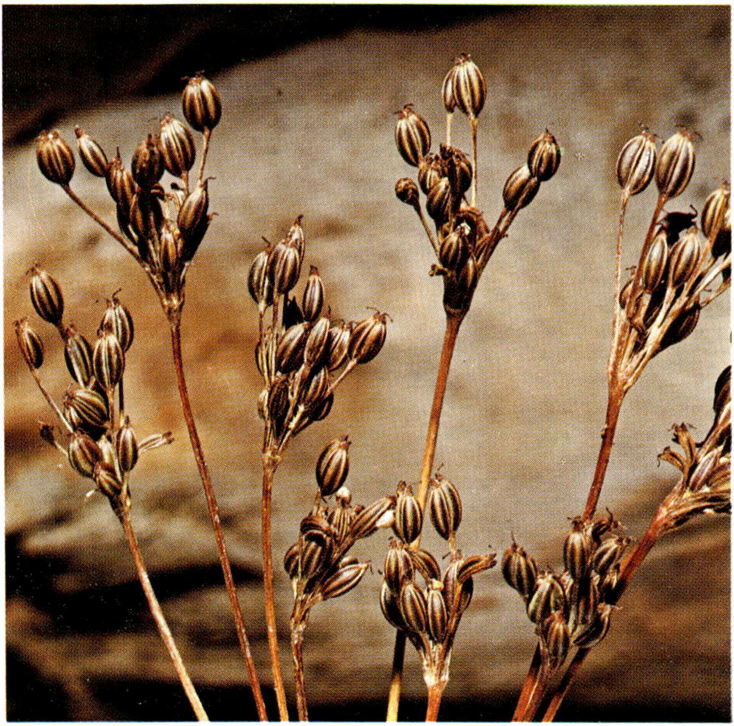

**Kümmel** - *Carum carvi L.*

Familie: Doldengewächse - Apiaceae

**Volkstümliche Namen:** Wiesenkümmel, Brotkümmel.

**Vorkommen:** verbreitet auf Wiesen und Weiden, besonders im Mittel- und Hochgebirge.

**Aussehen:** bis über 50 cm hohe, zweijährige Pflanze mit zwei- bis dreifach gefiederten Blättern, weiße, unscheinbare Blütchen zur hüllenlosen Doppeldolde vereinigt. Früchte bei der Reife dunkelbraun, sichelförmig, gerippt, aromatisch. **Inhaltsstoffe:** ätherisches Öl mit Hauptwirkstoff Carvon. **Heilwirkung:** bestes einheimisches pflanzliches krampfstillendes und blähungstreibendes Mittel. Zusammen mit Anis, Fenchel, Koriander Bestandteil vieler Teegemische (Kindertees) und Gewürzmischungen.

**Zubereitung:** 1 Teelöffel/Tasse Wasser, Aufguß. Warm, schluckweise trinken. In der Regel nicht mit Zucker süßen. Evtl. geschmacklich mit Anis, Fenchel, Süßholz verbessern.

**Sammelgut:** reife Früchte, VI—VII.

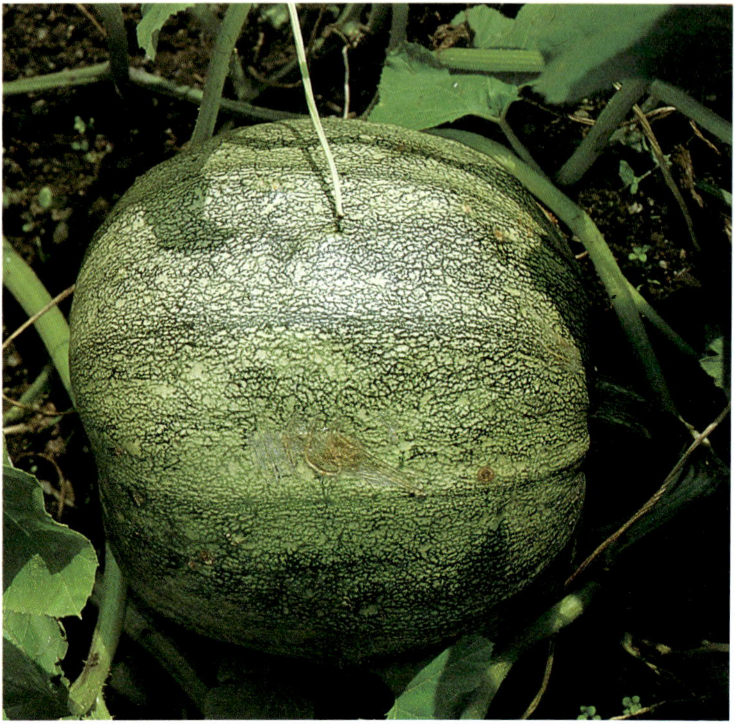

## **Kürbis** - *Cucurbita pepo L.*

Familie: Kürbisgewächse - Cucurbitaceae

**Vorkommen:** Heimat Nordamerika, heute in vielen Sorten kultiviert. Die größte Bedeutung hat der weichschalige Steyrische Ölkürbis.

**Aussehen:** niederliegende oder auch kletternde Pflanze mit fiederartigen Ranken. Blätter sehr groß, wie die saftreichen Stengel und andere grüne Teile mit steifen, kurzen Haaren bedeckt. Ranken ermöglichen das Klettern. Die Frucht ist eine Riesenbeere.

**Inhaltsstoffe:** Die reifen Samen enthalten bis 50% fettes Öl mit einem sehr hohen Gehalt an der lebensnotwendigen Linolsäure („Vitamin F"), etwa 30% Eiweiß, Kohlenhydrate, Mineralstoffe, vor allem Kalium, Vitamin E, Phytosterine, z. B. ß-Sitosterol (Sitosterin), Enzyme, Triterpene und Farbstoffe, Spurenelement Selen.

**Heilwirkung:** bessert die Harnabflußstörungen beim gutartigen, knotigen Prostata-Adenom. Besonders im Anfangsstadium werden die Beschwerden wesentlich gebessert.

**Zubereitung:** Gegen Prostatabeschwerden müssen über einen längeren Zeitraum größere Mengen geschälter und zerkleinerter Kürbissamen eingenommen werden, pro Tag etwa einen gehäuften Eßlöffel Samen abends und morgens. Bei der Selbstbehandlung gegen Bandwürmer nimmt man auf nüchternem Magen etwa 300 g fein vermahlen zusammen mit Milch in Form eines Breis ein. Nach 2 Stunden nimmt man 1 Eßlöffel Rizinusöl ein, um den gelähmten Bandwurm aus dem Darm zu entfernen.

**Sammelgut:** Samen VII—IX.

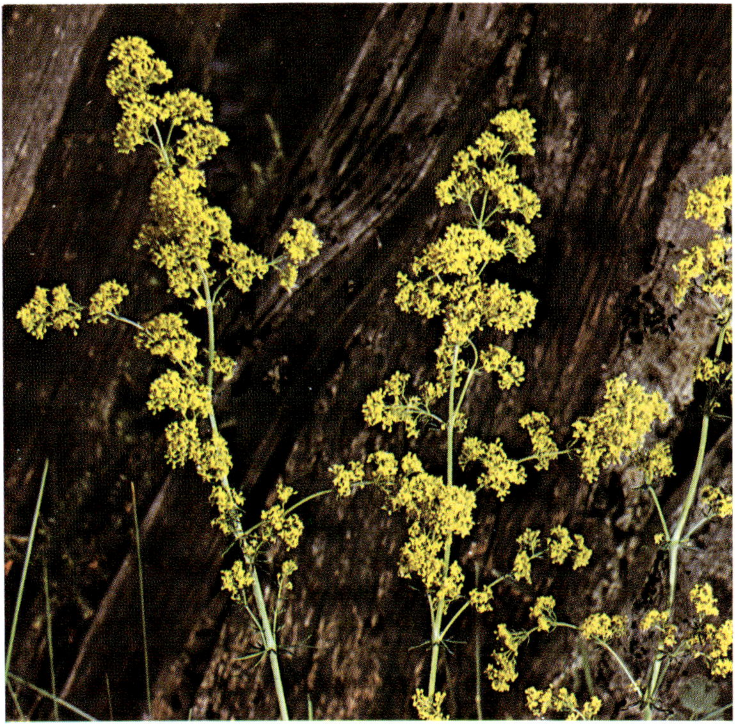

## **Labkraut** - *Galium verum L.*

Familie: Rötegewächse - Rubiaceae

**Volkstümliche Namen:** Echtes Labkraut, Liebfrauenstroh, Sternkraut.

**Vorkommen:** sonnige, trockene Plätze.

**Aussehen:** ausdauernde Pflanze, 15—60 cm hoch, die unzähligen kleinen, zitronengelben, nach Honig duftenden Blüten bilden eine längliche Rispe, je 6—12 nadelförmige Blättchen stehen quirlförmig, die 2—4 mm breiten Blütchen sind vierzipflig. **Inhaltsstoffe:** Kieselsäure, Gerbstoffe, Flavonoide, organische Säuren, etwas ätherisches Öl, Labenzym.

**Anwendung:** schwach wirkendes harntreibendes Mittel, krampfstillend, schweißtreibend, bei Magen- und Darmkatarrh, Hautleiden.

**Zubereitung:** Abkochung, 2 Teelöffel/Tasse Wasser, bei Hautleiden zu feuchten Umschlägen, bei schlecht heilenden Wunden.

**Sammelgut:** blühendes Kraut, VI—VIII.

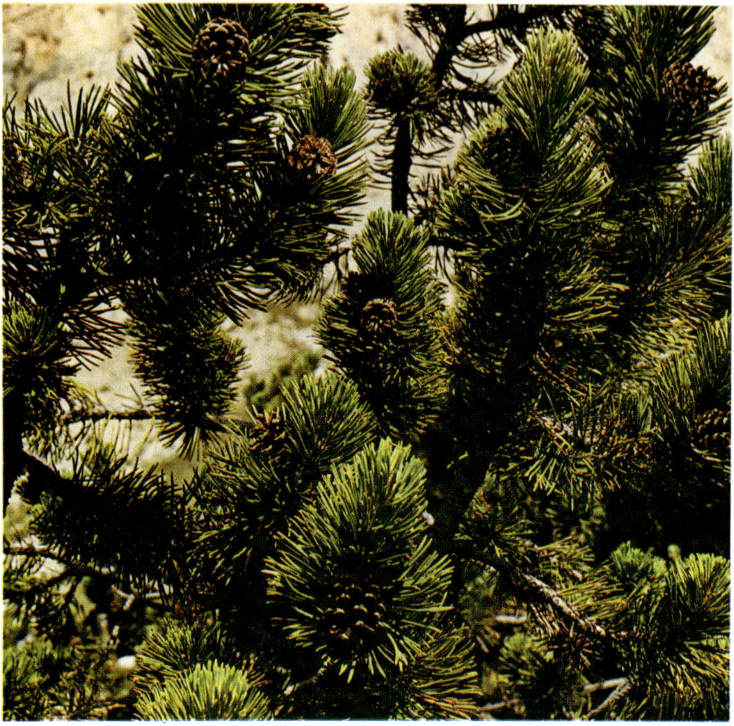

## **Latschenkiefer** - *Pinus mugo Turra agg.*

Familie: Kieferngewächse - Pinaceae

**Volkstümliche Namen:** Latsche, Legföhre, Knieholz, Krummholz.

**Vorkommen:** bestandbildend an trockenen Steilhängen, an Felsbändern, Geröllhalden; typisches Hochgebirgsgehölz.

**Aussehen:** niederliegender Strauch oder Baum mit bis zur Spitze grauer Rinde.

**Anwendung:** Das von eigenen „Latschenbrennereien" gewonnene ätherische Öl ist ein ausgezeichnetes Inhalationsmittel bei Erkrankungen der Atemwege; der Extrakt wird zu medizinischen Bädern verwendet, bei nervösen Zuständen, zur Anregung des Kreislaufs und bei allgemeiner Schwäche. Bestandteil von Raumsprays, Hustenbonbons, Einreibemitteln bei Erkältungskrankheiten, von Nasensalben, Nasentropfen, Sprays.

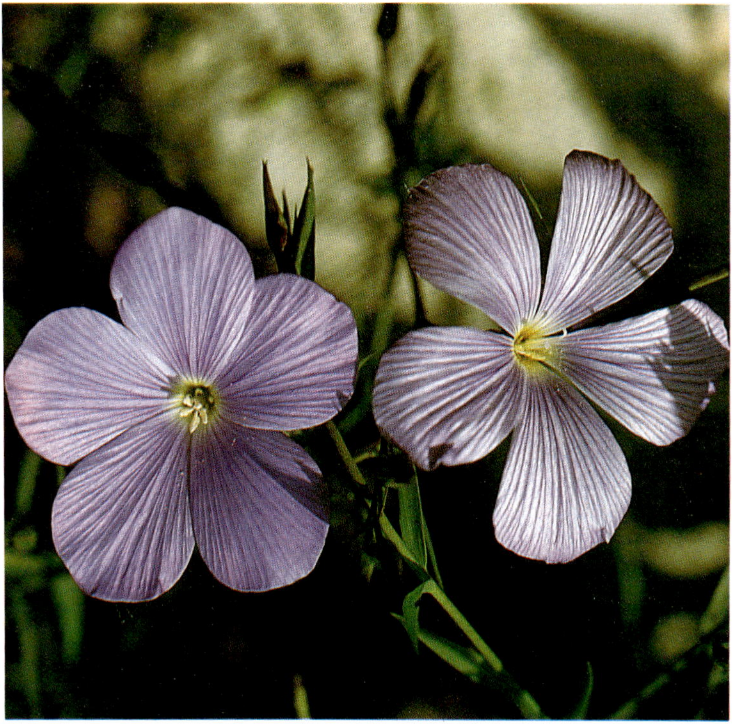

## **Lein, Echter Flachs** - *Linum usitatissimum L.*

Familie: Leingewächse - Linaceae

**Volkstümliche Namen:** Flachsbeere, Glix, Leinbleaml.
**Vorkommen:** Kulturpflanze, kein Wildvorkommen. Hauptanbau in den Subtropen. Argentinien liefert 90% des Weltbedarfs.
**Aussehen:** Die einjährige, 30—100 (150) cm große, nur im Blütenstand verzweigte, kahle Pflanze besitzt wechselständige, lineal-lanzettliche Blättchen von etwa 4 cm Länge. Die kleinen, himmelblauen Blüten sind fünfzählig.
**Inhaltsstoffe:** je nach Sorte 3—6% (7—12%) Schleim (aus Pentosanen bestehend), 40% fettes Öl mit sehr hohem Gehalt an lebenswichtigen Fettsäuren (Linol- und Linolensäure), 25% Eiweiß, ca. 8% Rohfaser (= Cellulose), ca. 4% Mineralstoffe und Spurenelemente, 0,1—1,5% Blausäure-Glykoside (z. B. Linamarin).
**Heilwirkung:** schleimhautschützendes, mildes Abführmittel. Die Samenschalenschleime quellen um fast das Dreifache und üben einen Dehnungsreiz auf die Dickdarmmuskulatur aus. Keine schädlichen Nebenwirkungen. An der Wirkung als Darmregulans sind auch Ballaststoffe (Rohfaser, Cellulose) beteiligt.
**Zubereitung:** innerlich als ganzer, gequetschter (= aufgebrochener) Leinsamen. Weniger geeignet ist der geschrotete Leinsamen, da er wenig haltbar und energiereich ist. Äußerlich in Pulverform zu erweichenden Umschlägen, z. B. als Packung, bei Entzündungen, Furunkeln, Abszessen. Frisches Leinöl ist ein vorzügliches Diätspeiseöl.
**Sammelgut:** Samen VII—VIII.

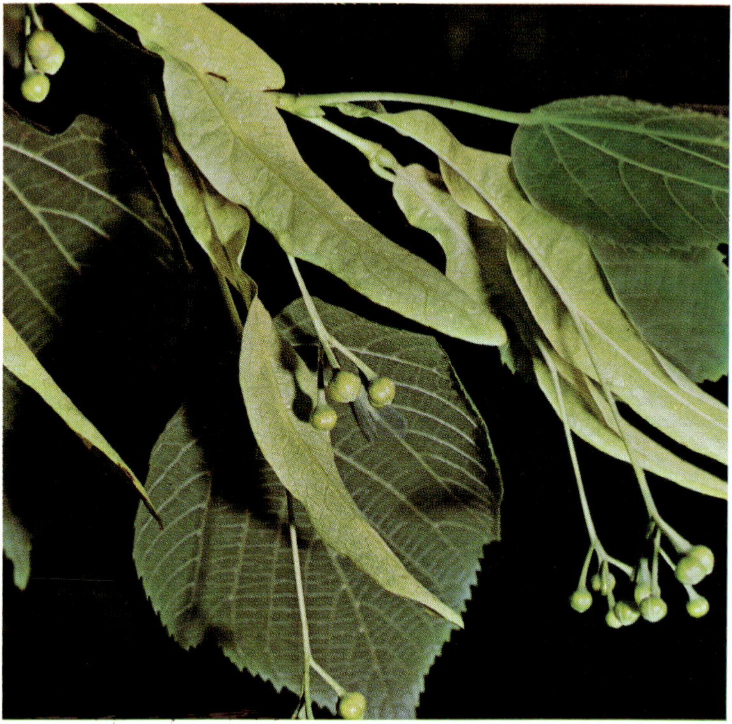

## Linde, Großblütige - *Tilia platyphyllos Scopoli*

Familie: Lindengewächse - Tiliaceae

**Volkstümliche Namen:** Sommerlinde, Frühlinde.

**Vorkommen:** in Laubwäldern, als Alleebaum, Einzelbaum.

**Aussehen:** Die Sommerlinde und ihre Verwandte, die kleinblütige Winterlinde, Tilia cordata, liefern die offizinellen Lindenblüten. Beide haben herzförmige Blätter und trugdoldige Blütenstände mit den typischen, pergamentartigen Hochblättern (Flugorgane). Die Sommerlinde ist großblütiger, großblättriger und besitzt weniger Einzelblüten als die Winterlinde. Typische Merkmale: Sommerlinde: weiße Haarbüschel, Winterlinde: rostrote Haarbüschel in den Achseln der Blattnervatur.

**Inhaltsstoffe:** ätherisches Öl, Flavonoide, Schleim, Gerbstoff, Zucker. **Heilwirkung:** schweißtreibendes Mittel vor allem bei Erkältungskrankheiten, fördert die Abwehrbereitschaft des Körpers bei fiebrigen, grippalen Infekten.

**Zubereitung:** 2 Teelöffel/Tasse Wasser, Aufguß. Mit Honig süßen.

**Sammelgut:** Blütenstände mit Hochblättern kurz nach dem Aufblühen, VI—VII. Winterlinde blüht ca. 14 Tage nach der Sommerlinde.

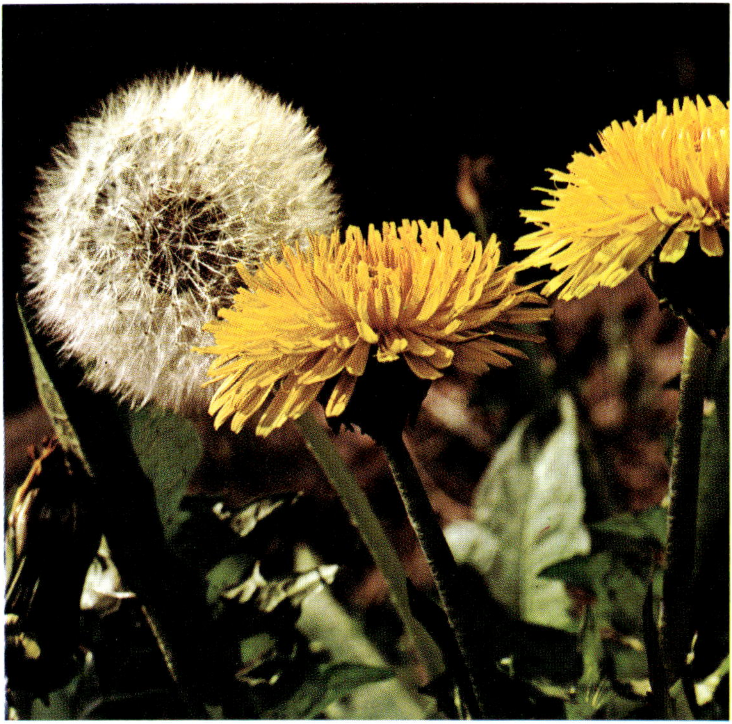

## **Löwenzahn** - *Taraxacum officinale Wiggers agg.*

Familie: Korbblütler - Asteraceae

**Volkstümliche Namen:** Kuh-, Butterblume.

**Vorkommen:** sehr häufig auf Wiesen, Weiden, an Wegrändern.

**Aussehen:** ausdauernde Staude, 10—40 cm, lange Pfahlwurzel, Blätter bilden Rosette mit länglichen, stark gelappten bis fiederteiligen Blättern, die äußeren Hüllblätter des bis 5 cm breiten, leuchtend gelben Blütenkörbchens sind zurückgeschlagen. Gesamte Pflanze führt Milchsaft. **Inhaltsstoffe:** Bitterstoffe, im Frühjahr viel Zucker, im Herbst sehr viel Inulin (= Reservekohlenhydrat). **Heilwirkung:** bitteres Magenmittel, Leber-Galle-Mittel, harntreibend, bekanntes „Blutreinigungsmittel", besonders als Salat und Frischpflanzensaft.

**Zubereitung:** 1—2 Teelöffel/Tasse Wasser, kurze Abkochung.

**Sammelgut:** Wurzel III—IV und IX—X, ganze Pflanze III—V.

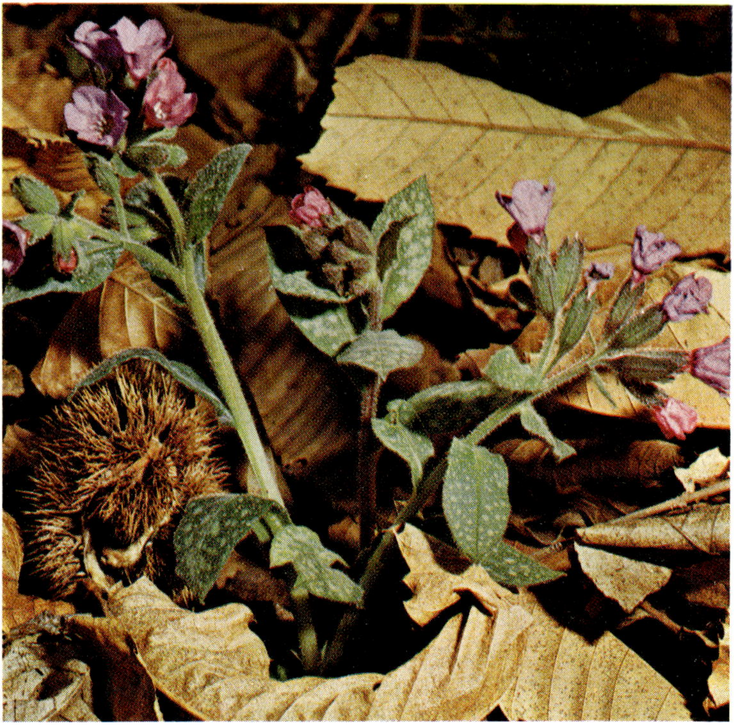

**Lungenkraut** - *Pulmonaria officinalis L.*
Familie: Rauhblattgewächse - Boraginaceae

**Volkstümliche Namen:** Lungenwurz, Rote oder Blaue Schlüsselblume.

**Vorkommen:** schattige Laubwälder, Waldränder, Gebüsche.

**Aussehen:** 15—30 cm hohe, ausdauernde Pflanze mit herzförmigen, oft weiß gefleckten Grundblättern, Gesamtpflanze rauh- bis steifhaarig bis zu den Kelchen der roten oder blauen Blüten des trugdoldigen Blütenstandes. **Inhaltsstoffe:** Schleime, Stärke, Mineralstoffe, besonders Kieselsäure, Gerbstoff, Saponin, Allantoin, Flavonglykoside. **Heilwirkung:** auswurfförderndes, gewebefestigendes, schwach adstringierendes Mittel bei Husten, Heiserkeit, Bronchialkatarrh. Neue Untersuchungen ergaben Vorhandensein gesundheitsschädlicher Stoffe. Verwendung des Lungenkrautes nur in kleinen Mengen.

**Zubereitung:** 2 Teelöffel/Tasse Wasser, Aufguß, längere Zeit ziehen lassen. Mit Honig süßen.

**Sammelgut:** blühendes Kraut oder nur Blätter, IV—VI.

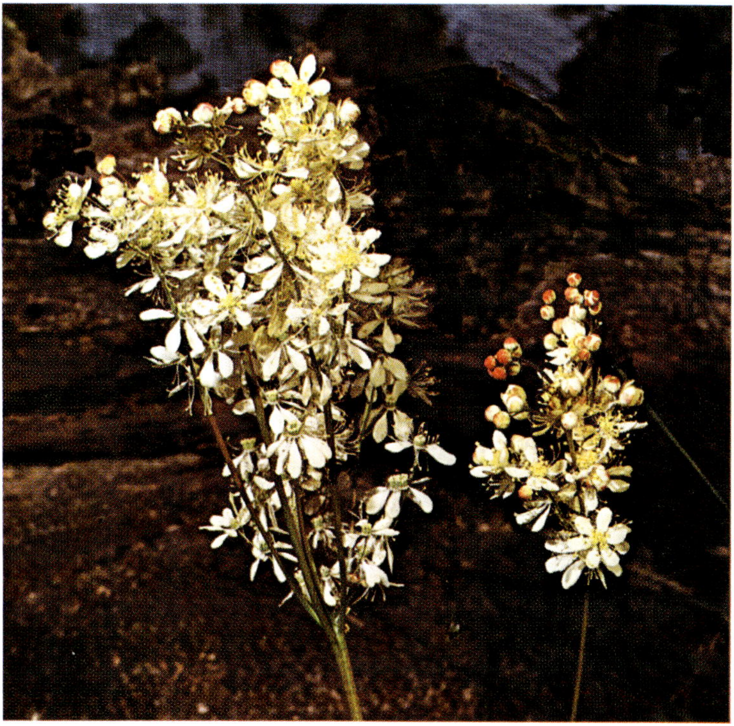

## **Mädesüß, Kleines** - *Filipendula vulgaris Moench*

Familie: Rosengewächse - Rosaceae

**Volkstümlicher Name:** Kleiner Wiesengeißbart.

**Aussehen:** 30—60 cm hohe, ausdauernde Pflanze, knollig verdickte Wurzeln unpaarig gefiederte Blätter mit fiederspaltigen Fiederblättchen, Blüten weiß bis rötlich, besonders Knospen. Mehr verwendet wird jedoch das bis zu 2 m hohe Mädesüß Filipendula ulmaria, das statt sechs Blütenblätter nur fünf Blütenblätter besitzt und unterbrochen gefiederte Blätter, rispige Trugdolde, angenehmer Duft, vanillinartig. **Inhaltsstoffe:** etwas ätherisches Öl, Flavonglykoside, Salicylsäureverbindungen. **Heilwirkung:** in der Volksheilkunde gegen Gicht, Rheuma, ebenfalls in der Homöopathie, schwach harntreibend.

**Zubereitung:** 1—2 Teelöffel/Tasse Wasser, länger ziehen lassen.

**Sammelgut:** abgerebelte Blütenstände, VI—VII.

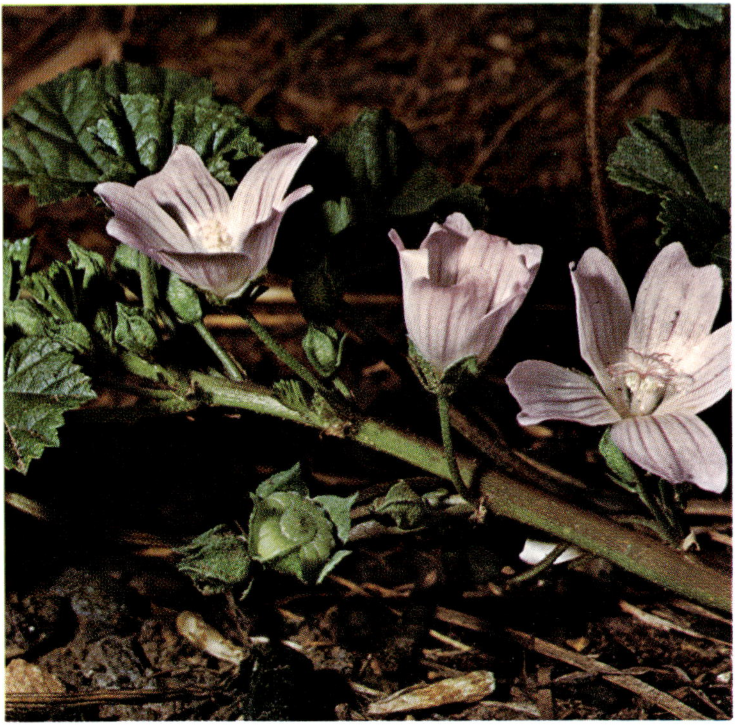

**Malve, Wilde** - *Malva sylvestris L. und Malva neglecta Wallroth* Familie: Malvengewächse - Malvaceae

**Volkstümliche Namen:** a) Waldmalve, Roß- oder Käsepappel; b) Wegemalve, Käsemalve.

**Vorkommen:** Wegränder, Schuttplätze, Zäune.

**Aussehen:** a) 0,25—1,50 m, niederliegend bis aufrecht, Blätter rundlich bis handförmig eingeschnitten, Blüten rosa mit dunkelroten Streifen, Rand gekerbt bis grob gesägt; b) niederliegender, bis ca. 50 cm langer Sproß, Blätter rundlich-nierenförmig, Blüten hellrosa bis weiß mit Kelch und Hüllkelch wie a), nur kleiner, verwachsen. **Inhaltsstoffe:** vor allem Schleim, wenig Gerbstoffe und ätherisches Öl. **Heilwirkung:** reizlindernd, einhüllend, Bestandteil von Hustentees, als Gurgel- und Spülmittel bei Entzündungen in der Mund- und Rachenhöhle, bei leichten Durchfällen.

**Zubereitung:** 2 Teelöffel/Tasse Wasser, Aufguß.

**Sammelgut:** Blätter VI—IX, Blüten VII—IX.

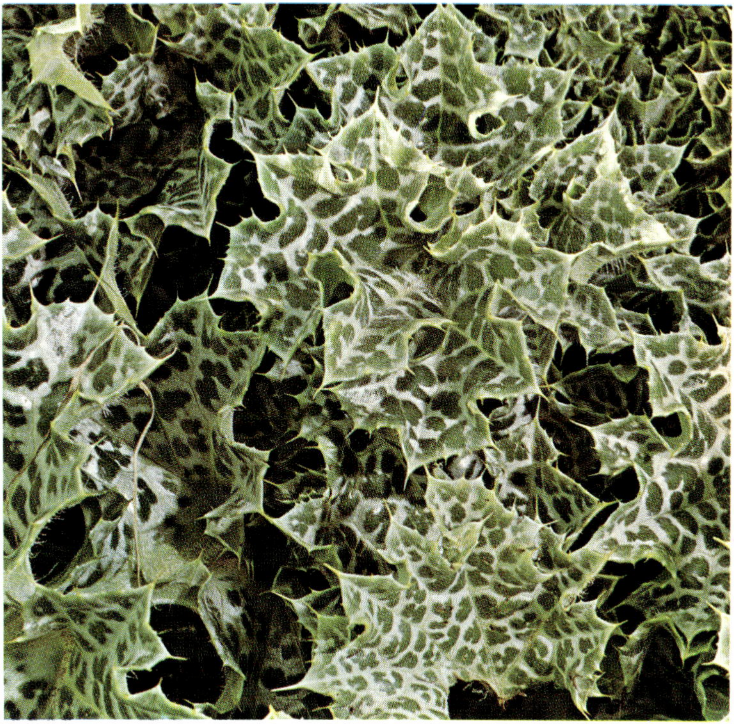

## **Mariendistel** - *Silybum marianum (L.) Gaertner*

Familie: Korbblütler - Asteraceae

**Volkstümlicher Name:** Marienkörner.

**Vorkommen:** steinige, trockene Böden, Unkrautfluren, aus Kulturen verwildert.

**Aussehen:** 0,60—1,50 m hoch, Stengel aufrecht, ästig, vor allem die unteren typisch glänzend grün, buchtig fiederspaltig, weißfleckig-marmoriert, ungestielt mit großen, dornigen, eckigen Lappen, große Blütenköpfe, 4—5 cm lang, eiförmig, Hüllkelch kahl, Blüten purpurn, Früchte 5—7 mm lang, glatt, weiß, grau oder schwarz mit bärtigem Haarkranz, geruchlos, bitter-öliger Geschmack. **Inhaltsstoffe:** (nur in der Eiweißschicht unter der glänzenden Fruchtwand) Silymarin-Flavon, Bitterstoffe, etwas ätherisches Öl. **Heilwirkung:** bei akuten und chronischen Lebererkrankungen (Leberschutzstoff), auch in der Homöopathie bei Leber- und Gallenleiden, Ischias, Muskelrheuma, D1, D2.

**Zubereitung:** 1 Teelöffel Früchte/Tasse Wasser, Aufguß, lange ziehen lassen, vor dem Essen und der Bettruhe je eine Tasse (½ Stunde).

**Sammelgut:** Früchte VII—VIII.

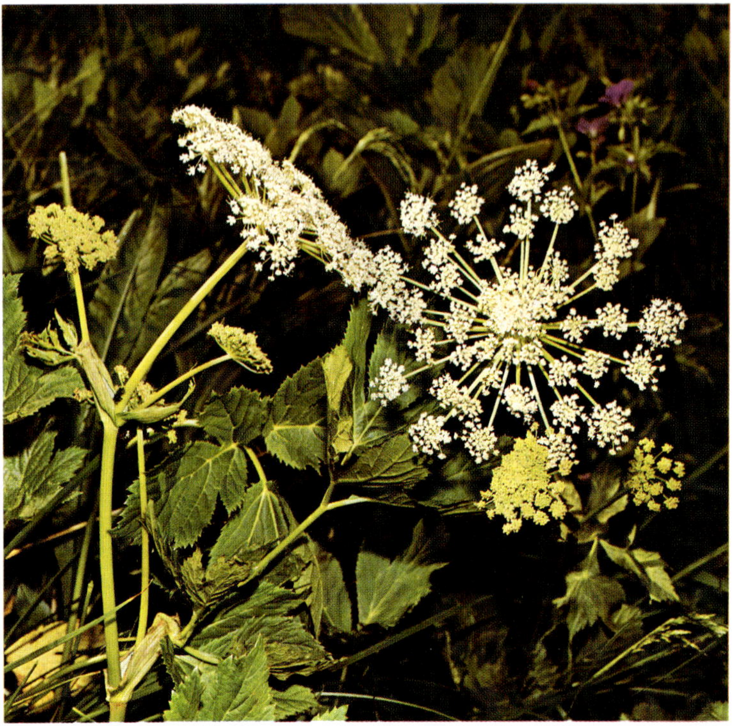

**Meisterwurz** - *Peucedanum ostruthium (L.) Koch*
Familie: Doldengewächse - Apiaceae

**Volkstümliche Namen:** Kaiserwurzel, Bergwurz.

**Vorkommen:** Mittel- und Hochgebirgsweiden und -wiesen, Schluchten.

**Aussehen:** 50—100 cm hohe, ausdauernde Pflanze mit Ausläufern, Stengel rund, hohl, schwach gerillt, Grundblätter doppelt dreizählig, Blättchen eiförmig-länglich, grob gesägt, Blüten weiß bis rötlich, in Doppeldolden geordnet, Spaltfrüchte rundlich, aromatischer Geruch/Geschmack. **Inhaltsstoffe:** ätherisches Öl, Harz, Bitterstoffe, Gerbstoffe. **Heilwirkung:** aromatisches Bittermittel bei Störungen der Verdauungsorgane, Magen, Darm, Leber, Galle, bei Blähungen, Appetitlosigkeit. Zur Schnapsherstellung.

**Zubereitung:** 1 Teelöffel/Tasse Wasser, Wurzeln fein zerkleinert, Aufguß, ¼ Stunde vor den Mahlzeiten.

**Sammelgut:** Wurzelstock III—IV und IX—X.

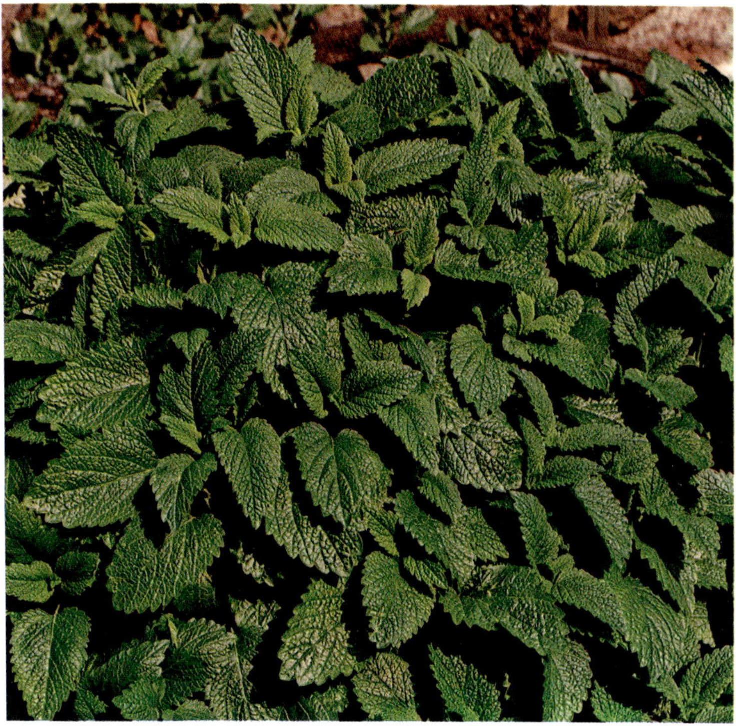

**Melisse** - *Melissa officinalis L.*

Familie: Lippenblütler - Lamiaceae

**Volkstümliche Namen:** Zitronenmelisse, Bienensaug, Herzkraut.

**Vorkommen:** im Mittelmeergebiet und Orient beheimatet, häufig als Küchenkraut in Gärten und auf Balkonen gezogen. Als Arzneipflanze vielfach angebaut.

**Aussehen:** typischer Lippenblütler mit mittelgroßen weißen Lippenblüten, kreuzgegenständigen, gesägt-gekerbten, fein borstig behaarten Blättern, die frisch zerrieben einen angenehmen kräftigen Zitronengeruch aufweisen, der bei der Lagerung jedoch rasch abnimmt.

**Inhaltsstoffe:** wenig ätherisches Öl mit Citral und Citronellal als Hauptbestandteilen, geringe Mengen Flavonoide, „Lippenblütler-Gerbstoff", etwas Schleim.

**Heilwirkung:** mild krampflösende, blähungstreibende und leicht nervenberuhigende Eigenschaften, fördert die Gallensekretion, mildert nervöse Magen-, Darm-, Herzbeschwerden und leichte Formen von Schlafstörungen. Schwache Wirkungen bei bestimmten Viruserkrankungen. Wirksamer als der Tee sind alkoholische Auszüge.

**Zubereitung:** Die schwache Wirkung der Melissenblätter macht eine höhere Dosierung notwendig. 2 Teelöffel werden in einer Tasse mit kochendem Wasser überbrüht, einige Minuten ziehen lassen und danach abgeseiht. Bei Schlaflosigkeit empfehlen sich Zusätze von Hopfen und Baldrian, bei Magenbeschwerden etwas Pfefferminze, Fenchel.

**Sammelgut:** die Blätter, selten das ganze Kraut, stets vor der Blüte, VI—VIII.

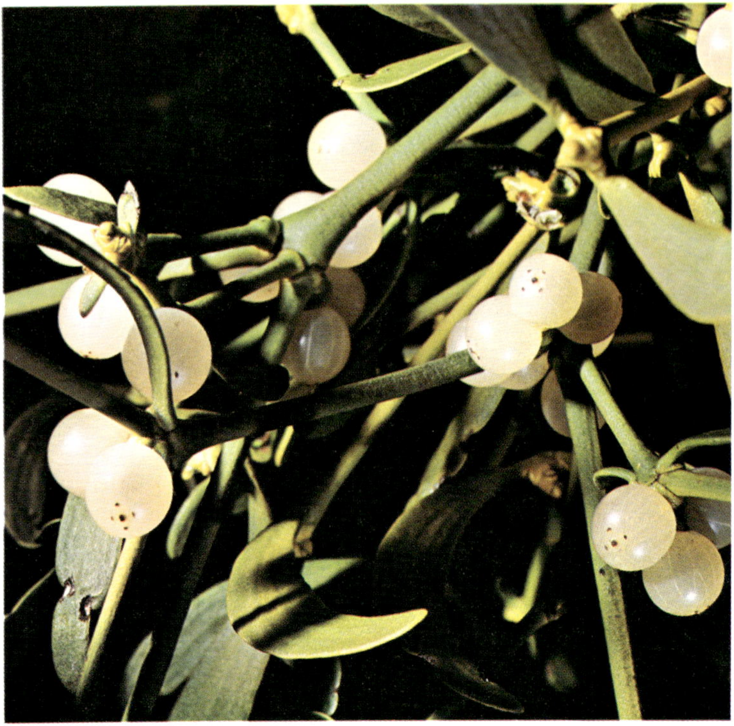

## **Mistel** - *Viscum album L.*

Familie: Mistelgewächse - Viscaceae

**Volkstümliche Namen:** Vogelmistel, Hexenbesen, Donnerkraut.

**Vorkommen:** in Form verschiedener Unterarten auf bestimmten Laub- und Nadelbäumen als Halbschmarotzer.

**Aussehen:** immergrüne, zweihäusige Pflanze mit gabelig verzweigten Ästen, Blätter lederig, ganzrandig, unscheinbare Blüten und bei den weiblichen Pflanzen später in den Astgabeln weißliche, beerenartige Früchte. **Inhaltsstoffe:** Mistelwirkstoff Viscotoxin, Cholin, Acetylcholin, Saponine, Flavonoide, Schleimstoffe, Harz, tumorhemmende, gewebsreizende Stoffe. **Heilwirkung:** zusammen mit Weißdorn und Knoblauch häufig angewandtes Mittel gegen Beschwerden bei Arteriosklerose, wie Kopfdruck, Schwindel, zur Unterstützung bei Bluthochdruck.

**Zubereitung:** 2 Teelöffel/Tasse Wasser, Kaltauszug 10—12 Stunden, 2—3 Tassen/Tag.

**Sammelgut:** ganze Zweige mit Blättern, X—III.

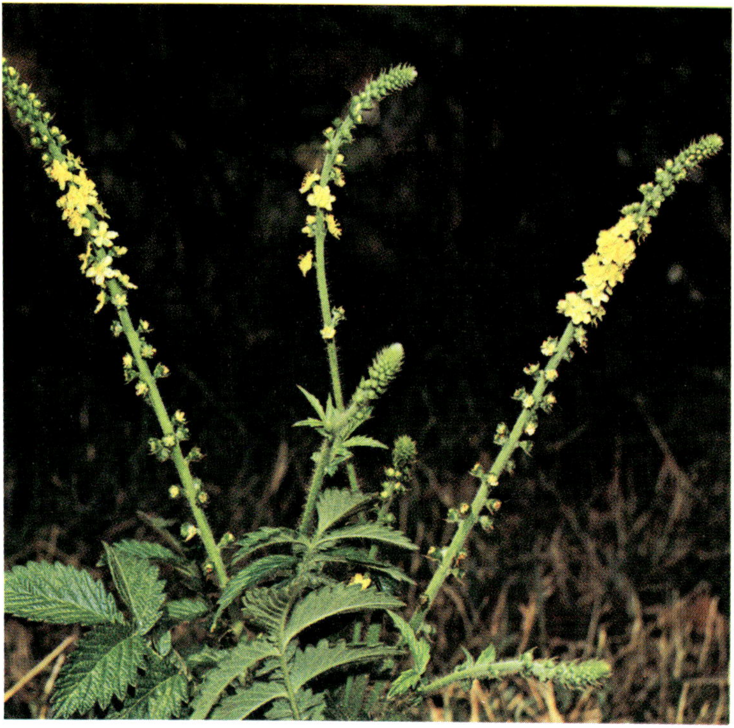

## **Odermennig** - *Agrimonia eupatoria L.*

Familie: Rosengewächse - Rosaceae

**Volkstümliche Namen:** Ackermennig, Leberklette, Bruchwurz.

**Vorkommen:** sonnige Waldränder, Wegränder, lichtes Gebüsch, Raine.

**Aussehen:** 0,30—1,20 m hohe Staude, rauhhaarig, Blätter unterbrochen gefiedert, Blüten in ährenförmiger Traube angeordnet, fünf nicht verwachsene, gelbe Blütenblätter, Früchte gefurcht, klettenartig, mit hakigen Stacheln. **Inhaltsstoffe:** geringe Mengen an Gerbstoffen, Bitterstoffen, ätherischem Öl, Kieselsäure, Schleim.

**Heilwirkung:** schwach durchfallhemmend, magen-, darmwirksam, galleabflußfördernd, bei entzündetem Zahnfleisch als Gurgelmittel.

**Zubereitung:** 2 Teelöffel/Aufguß, etwas länger ziehen lassen.

**Sammelgut:** blühende Pflanze, VI—VIII.

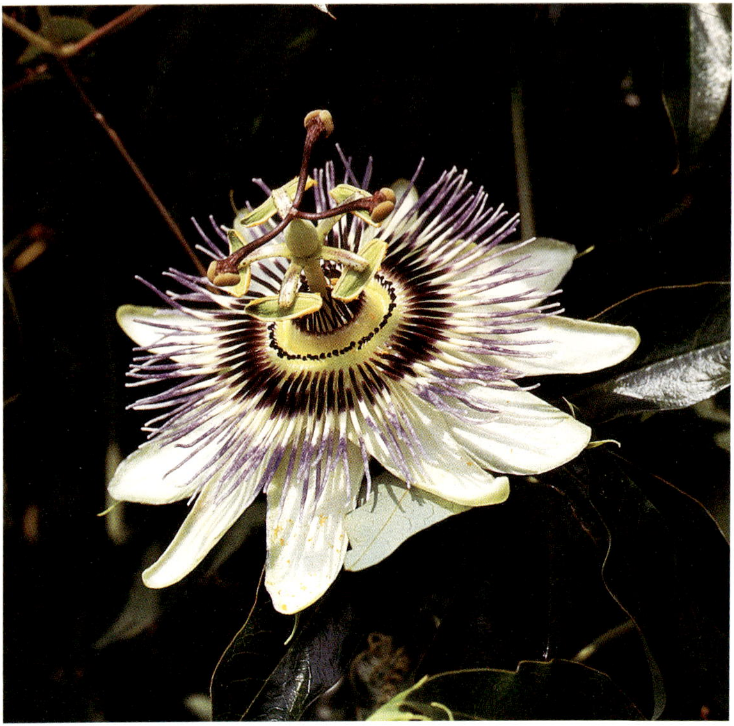

## Passionsblume - *Passiflora incarnata L.*

### Familie: Passionsblumengewächse - Passifloraceae

**Volkstümlicher Name:** Fleischfarbene Passionsblume.

**Vorkommen:** tropisches Südamerika. Nicht verwechseln mit der Zimmerpflanze Passiflora caerulea L., der Blauen Passionsblume! Die arzneilich verwendete Passionsblume wird in kleinem Maßstab auch in Gewächshäusern von Pharmaunternehmen gezogen.

**Aussehen:** Die tropische Schlingpflanze hat ihren Namen von der unverwechselbaren Blüte, deren Teile an die Dornenkrone und die Leidenswerkzeuge der Passion Christi erinnern. Da bisher nur über die Fleischrote Passionsblume Wirksamkeitsnachweise vorliegen, sollte nur das Kraut dieser Pflanze einschließlich Ranken und Blüten verwendet werden, nicht die Wurzeln und Teile der Blausäure enthaltenden Blauen Passionsblume.

**Inhaltsstoffe:** Flavonoide, vor allem Vitexin; Alkaloide, verschiedene Sterine, Fett-, Aminosäuren, Zuckerstoffe, Gerbstoff, Harze, Cumarin, Umbelliferon, Maltol.

**Heilwirkung:** mild beruhigend, schmerz- und krampfstillend, in der Regel in Kombinationspräparaten zusammen mit Baldrian, Hopfen bei Einschlafstörungen, nervöser Unruhe, Konzentrationsschwierigkeiten, Angstzuständen.

**Zubereitung:** Da die Wirkstoffe nur in Alkohol löslich sind und nicht im Wasser, werden vorwiegend die Tinktur, der Extrakt oder Fertigarzneimittel verwendet.

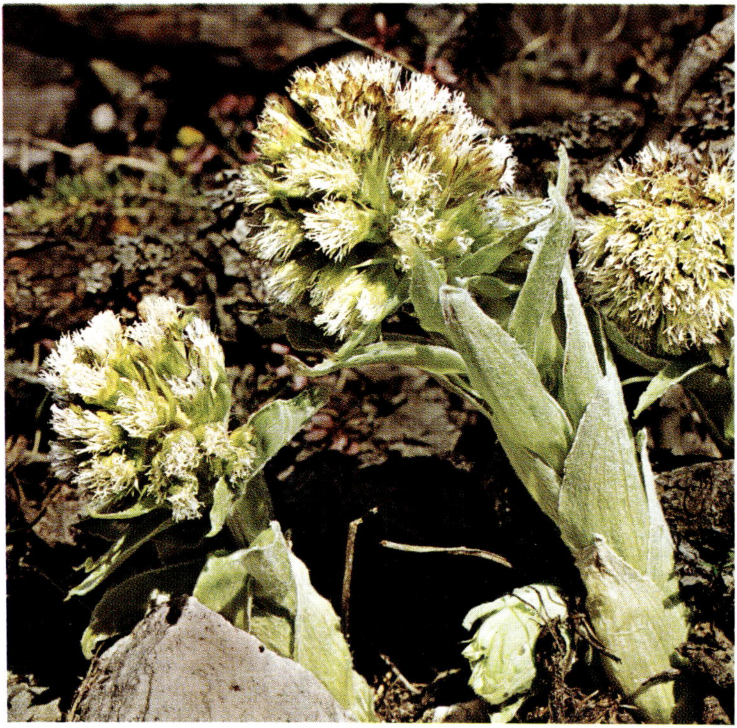

## **Pestwurz, Weiße** - *Petasites albus Gaertner*

Familie: Korbblütler - Asteraceae

**Volkstümliche Namen:** Großer Huflattich, Sonnenhut.

**Vorkommen:** Mittel- und Hochgebirge, lichte Wälder, Wegränder, feuchte Matten.

**Aussehen:** 15—80 cm hohe, ausdauernde Pflanze, die viele weiße Blütenkörbchen trägt, die zu einer Traube angeordnet sind. Stengel mit grünlichbleichen Schuppenblättern. Grundblätter erst nach der Blüte erscheinend, rundlich-herzförmig, unregelmäßig gezähnt, unterseits grau-filzig, enges Nervennetz. **Inhaltsstoffe:** Schleim, Petasitin, etwas ätherisches Öl. **Heilwirkung:** wie die bekanntere gewöhnliche Pestwurz, Petasites hybridus (überall an feuchten Stellen, Bachrändern vorkommend), krampflösende, schmerzstillende Wirkung bei Magen- und Darmbeschwerden, Störungen der Gallenfunktion, besonders bei neurovegetativen Störungen.

**Zubereitung:** 2 Teelöffel/Tasse Wasser, Aufguß, länger ziehen lassen. 2- bis 3mal eine Tasse/Tag.

**Sammelgut:** junge handgroße Grundblätter, IV—V.

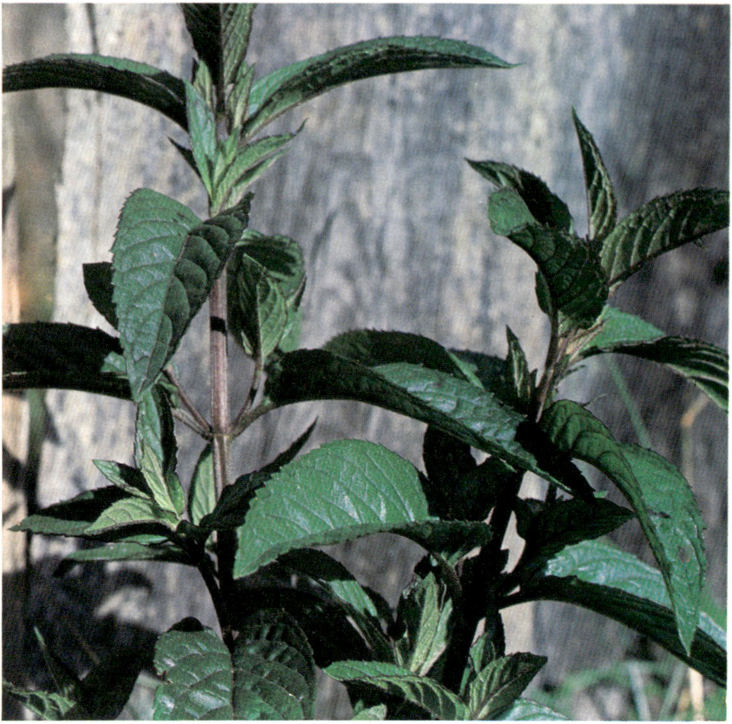

**Pfefferminze** - *Mentha x piperita L. (Kreuzung aus drei Minzenarten)* Familie: Lippenblütler - Lamiaceae

**Vorkommen:** nur angebaut, selten verwildert.

**Aussehen:** 40—70 cm hohe Staude, vierkantiger Stengel, kreuzgegenständige, gestielte Blätter, Blüten in Scheinähren nur endständig, nicht in Achseln von Laubblättern, blaßlila, Blattrand grob gesägt, Stengel, Hauptblattnerven blauviolett. **Inhaltsstoffe:** ätherisches Öl mit Menthol, etwas Gerb- und Bitterstoffe. **Heilwirkung:** anregend auf Gallefluß, gallebildend, Menthol wird mit der Galle ausgeschieden, entzündungswidrig, blähungstreibend, krampfstillend, bei Magen- und Darmstörungen, unterstützend bei Brechreiz, Durchfall, Übelkeit, Darminfekten.

**Zubereitung:** 1—2 Teelöffel/Tasse Wasser, Aufguß, bzw. 1—2 Aufgußbeutel, 10 Minuten ziehen lassen. Keine Bedenken gegen Daueranwendung als Haustee (evtl. gesüßt) in der hier üblichen Konzentration. Als Magen-, Darm-, Gallentee, ungesüßt, evtl. Süßstoff.

**Sammelgut:** Blätter vor der Blüte, V—VI, und beim zweiten Schnitt, IX.

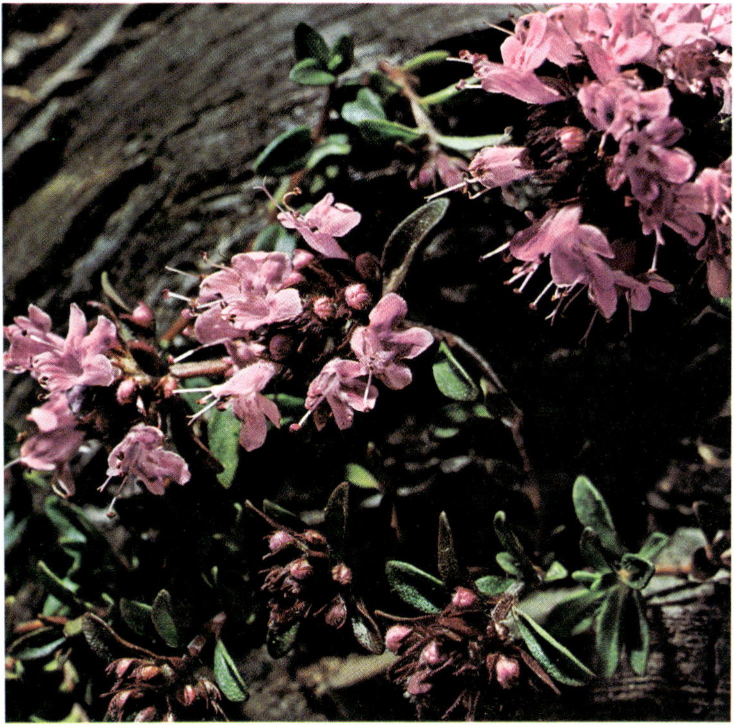

## Quendel - *Thymus pulegioides L. agg.*

Familie: Lippenblütler - Lamiaceae

**Volkstümliche Namen:** Feldthymian, Gemeiner Thymian, Feldquendel.

**Vorkommen:** sonnige Hänge, Wald-, Wegränder, Trockenwiesen, Felsfluren.

**Aussehen:** in zahlreichen Unterarten, Formen vorkommender, 10—30 cm kriechender, niederliegender bis aufsteigender kleiner Halbstrauch, Blättchen länglich-eiförmig, am Grund oft Wimpernhaare, Blütchen kopfig, violett mit weißer Zeichnung auf der Unterlippe, beim Zerreiben stark aromatischer Geruch. **Inhaltsstoffe:** ätherisches Öl, Gerbstoffe, Bitterstoffe. **Heilwirkung:** ähnlich, aber etwas schwächer als die des echten Thymians, krampfstillend, desinfizierend, auswurffördernd, magensekretionsanregend.

**Zubereitung:** 2 Teelöffel/Tasse Wasser, Aufguß, bei Husten gesüßt, bei Magenbeschwerden ungesüßt.

**Sammelgut:** blühendes Kraut, VI—VIII.

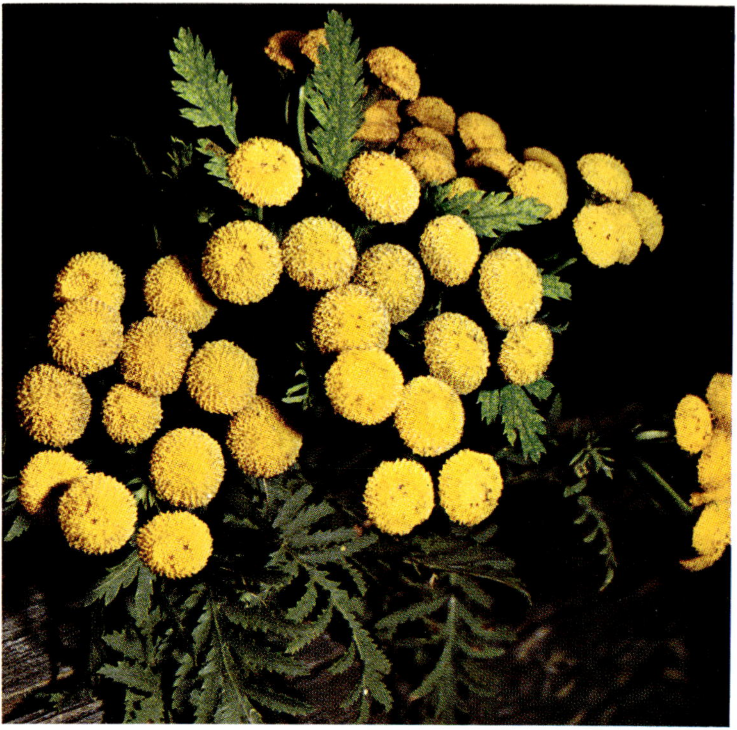

## **Rainfarn** - *Tanacetum vulgare L.*

Familie: Korbblütler - Asteraceae

**Volkstümlicher Name:** Wurmkraut.

**Vorkommen:** Wegränder, Böschungen, Unkrautfluren.

**Aussehen:** 0,60—1,20 m hohe Staude, in Doldenrispen-Blütenstand, Einzelblütenköpfchen goldgelb, ohne Zungenblüten, Blätter fiederteilig, beim Zerreiben streng aromatischer Geruch. **Inhaltsstoffe:** ätherisches Öl mit giftigem Thujon, Bitterstoffe, Gerbstoffe.

**Heilwirkung:** Mittel gegen Eingeweidewürmer, jedoch wegen Vergiftungsgefahr keine Selbstbehandlung zu empfehlen, auch nicht als bitter-aromatisches Magenmittel.

**Früheres Sammelgut:** Blütenkörbchen VII—IX.

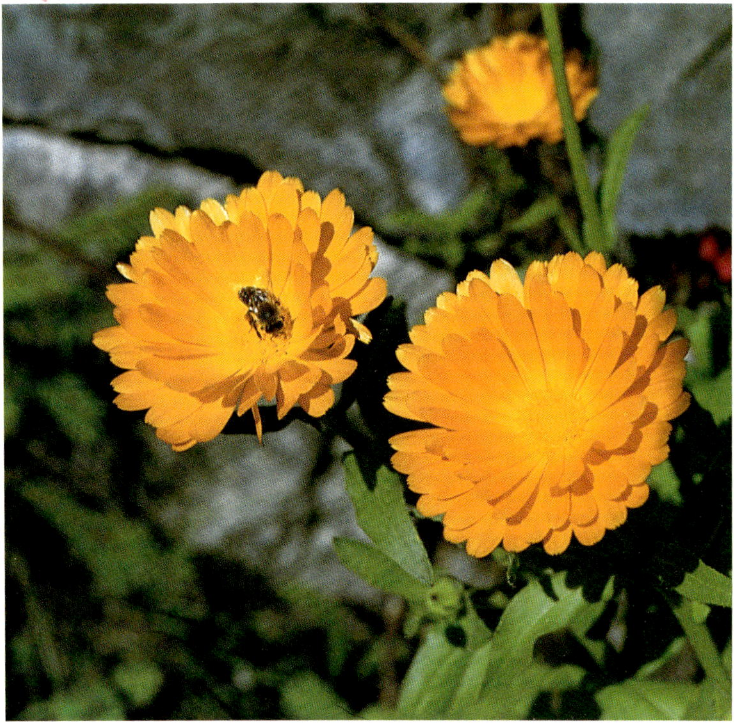

## Ringelblume - *Calendula officinalis L.*

Familie: Korbblütler - Asteraceae

**Volkstümliche Namen:** Gartendotterblume, Goldblume, Ringelrose.

**Vorkommen:** wahrscheinlich im Mittelmeerraum und Orient beheimatet, als alte Heil- und Zierpflanze weltweit verbreitet.

**Aussehen:** Die 30—50 cm hohe, einjährige Pflanze hat oben verästelte Stengel mit wechselständigen, verkehrt-eiförmigen bis spateligen Blättern. Ringelblumenblüten gibt es als ungefüllte und gefüllte Sorten; letztere werden bevorzugt. Die Zungenblüten sind goldgelb glänzend.

**Inhaltsstoffe:** Carotinoide, Flavonoide, etwas ätherisches Öl mit schwacher antibiotischer Wirkung, Bitterstoff.

**Heilwirkung:** ähnlich Arnika und Kamille zur Wundbehandlung, als Gurgelmittel bei Entzündungen im Mund- und Rachenraum. Frische Blüten werden zur Salbenherstellung für die Behandlung schlecht heilender Wunden verwendet (z. B. Unterschenkelgeschwüre). Etwas gallentreibend und krampfstillend, fördert die Abwehrkräfte. Oft als Schönungsmittel in Teemischungen.

**Zubereitung:** Aufguß aus 1 Teelöffel/Tasse Wasser.

**Sammelgut:** Blüten ohne Hüllkelch und Blütenboden, VI—IX.

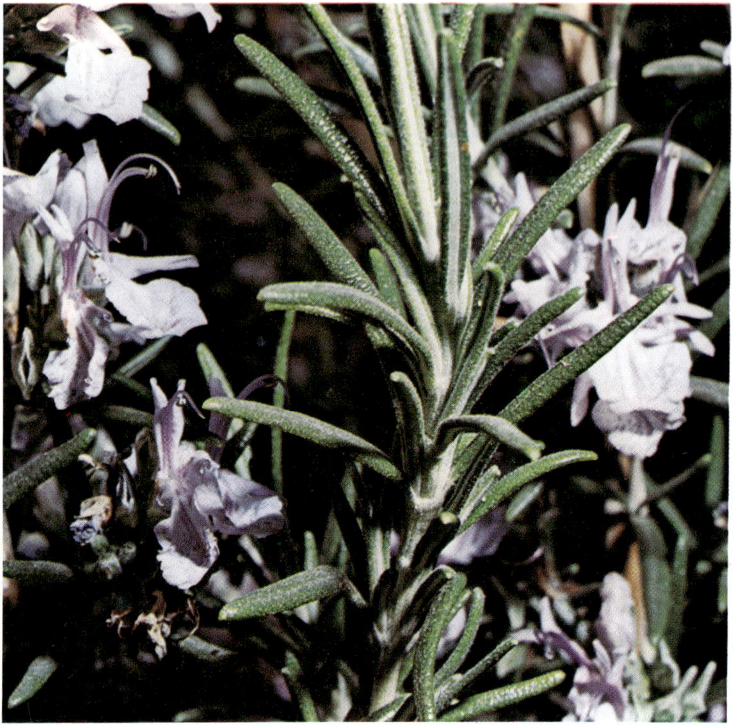

**Rosmarin** - *Rosmarinus officinalis L.*

Familie: Lippenblütler - Lamiaceae

**Volkstümliche Namen:** Hochzeitsblümel, Kranzenkraut.

**Vorkommen:** in Mittelmeerländern heimisch (Macchia), sonst angebaut, kälteempfindlich.

**Aussehen:** kleiner, bis 2 m hoher Strauch mit schmal-linealen Blättchen, die beim Trocknen nadelartig aussehen, oberseits glänzend grün, unterseits weiß-filzig, kleine, in Scheinquirlen angeordnete Blütchen von blaßblauer Farbe im oberen Teil der Pflanze.

**Inhaltsstoffe:** ätherisches Öl, Gerbstoffe, etwas Saponin, organische Säuren. **Heilwirkung:** innerlich: leicht krampfstillend, galletreibend; äußerlich wirkt Rosmarinöl stark durchblutungsfördernd und hautreizend bei rheumatischen Beschwerden, Nervenschmerzen, Zerrungen, Verstauchungen.

**Zubereitung:** 1 Eßlöffel/Tasse Wasser, Aufguß, länger ziehen lassen. Als Vollbad-Zusatz mindestens 50—100 g Blätter, Aufguß bzw. schwache Abkochung, in einem Liter Wasser.

**Sammelgut:** Blätter V—VI.

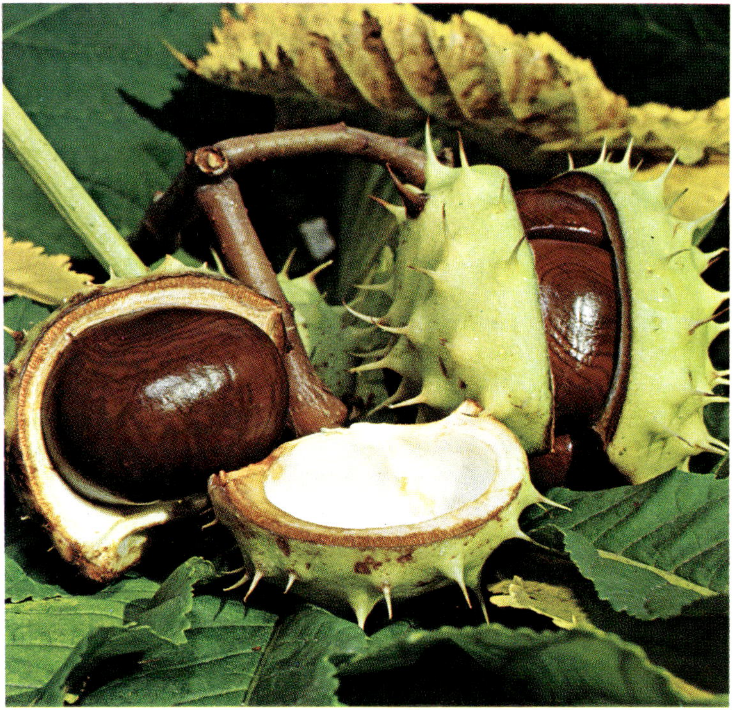

**Roßkastanie** - *Aesculus hippocastanum L.*
Familie: Roßkastaniengewächse - Hippocastanaceae

**Volkstümlicher Name:** Wilde Kastanie.

**Vorkommen:** Alleebaum; Anlagen, Wälder.

**Aussehen:** 10—25 m hoher Baum, Knospen klebrig verharzt, große, 5- bis 7fach gefingerte, keilförmig gesägte Blätter, Blüten weiß, erst mit gelben, dann mit roten Flecken im Schlund, grüne Kapselfrüchte mit 1—2 rotbraun marmorierten Samen. **Inhaltsstoffe:** Roßkastanien-Saponine Aescin, Gerbstoffe, Flavonglykoside, in der Rinde Aesculin. **Heilwirkung:** Steigerung des Blutumlaufs und des Blutrücklaufs in den Venen, entzündungswidrig, krampfstillend, ödemhemmend, Aesculin schützt vor Sonnenbrand.

**Verwendung:** nur als Fertigpräparat in der Schulmedizin und Homöopathie bei den verschiedenen Gefäßleiden einschließlich Hämorrhoidalbeschwerden.

**Sammelgut:** die reifen Samen, IX—X.

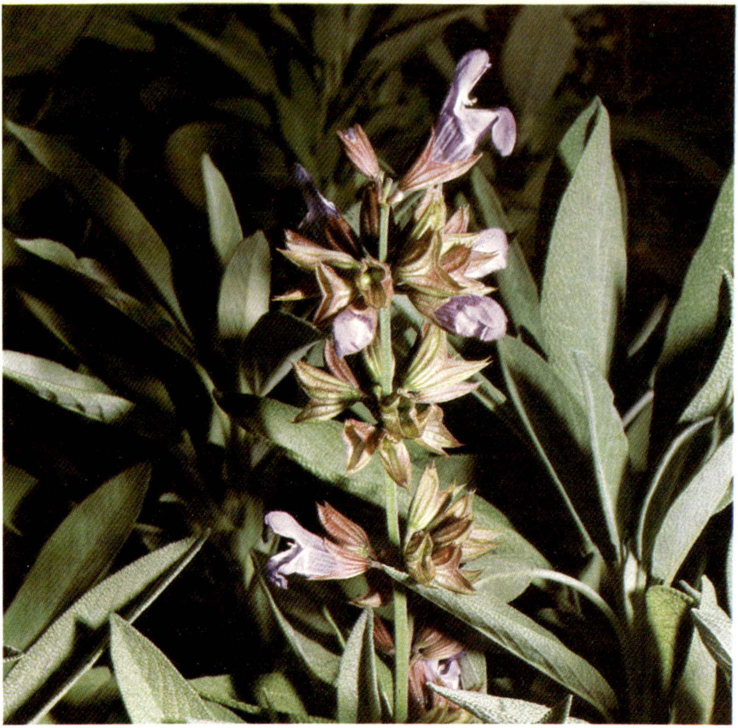

## **Salbei** - *Salvia officinalis L.*

Familie: Lippenblütler - Lamiaceae

**Volkstümliche Namen:** Gartensalbei, Echter Salbei.
**Vorkommen:** Heimat ist das europäische Mittelmeergebiet, besonders Küstengebiete, z. B. Dalmatien. In Mitteleuropa angebaut in Gärten zum Hausgebrauch, auch als Gewürz. Kulturen in Deutschland, Frankreich und in den Balkanländern.
**Aussehen:** Die Blätter des Gartensalbeis, eines Halbstrauchs, sind graufilzig behaart, besonders auf der Unterseite. Die Blätter sind eiförmig bis schmal-elliptisch, fein gekerbt und nach der Spitze etwas abgerundet bis kurz zugespitzt. Die großen blauvioletten Lippenblüten stehen scheinquirlig in lockeren, ährenförmigen Blütenständen. Der Wiesensalbei hat als Heilpflanze keine Bedeutung. **Inhaltsstoffe:** thujonhaltiges ätherisches Öl mit weiteren Terpenen, z. B. Cineol, Campher, Borneol, Bornylacetat. Weiters Bitterstoffe, z. B. Carnosol, Lippenblütlergerbstoff, Saponine, schweißhemmende Stoffe.
**Heilwirkung:** innerlich schweißhemmend, auch unterstützend beim Abstillen. Die Speichelabsonderung wird ebenfalls vermindert. Äußerlich dient Salbei häufig als Gurgelmittel bei Mundschleimhaut-, Zahnfleischentzündung und bei Angina. Wegen der giftigen Nebenwirkungen des Thujons dürfen Salbeizubereitungen, vor allem das bakterizide Salbeiöl, nicht in beliebig hoher Dosierung und über eine längere Zeit eingenommen werden.
**Zubereitung:** Zur Nachtschweißminderung wird ein Teelöffel Salbei in einer Tasse mit kochendem Wasser überbrüht. Beim Kochen geht ein Großteil des ätherischen Öls verloren. Zum Gurgeln werden 2 Eßlöffel Salbei mit einem halben Liter Wasser auf die gleiche Weise zubereitet. Das Gurgeln und Mundspülen wird stündlich wiederholt.
**Sammelgut:** Blätter V—VII.

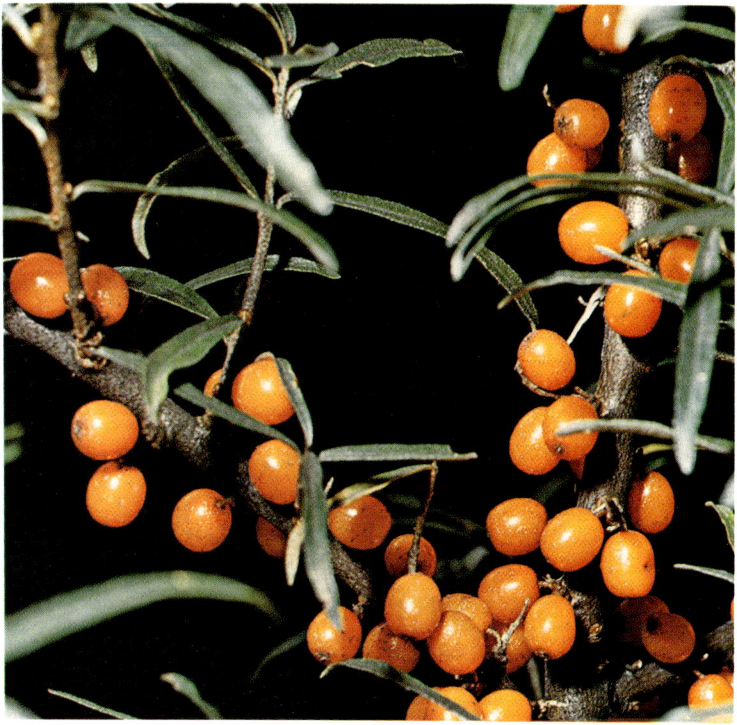

**Sanddorn** - *Hippophae rhamnoides L.*
Familie: Ölweidengewächse - Elaeagnaceae

**Volkstümliche Namen:** Amritscherl, Audorn, Rote Schlehen, Weisseldorn.

**Vorkommen:** wildwachsend auf Sand, Schotter, an Flußufern, trockenen Hängen, an Meeresküsten; häufig angebaut.

**Aussehen:** 1—4 (10) m hoher, laubabwerfender Strauch oder Baum mit lineal-lanzettlichen Blättern, die unterseits silbergrau bis rostfarbig glänzen. Die Blüten erscheinen vor den Blättern und entwickeln gelb-rote Scheinbeeren. Die kalkliebende Pflanze erreicht im Gebirge Höhen von 2000 m.

**Inhaltsstoffe:** hoher Gehalt an Ascorbinsäure (Vitamin C) und weiteren Vitaminen, Provitamin A (Carotin), Flavonoide, organische Säuren.

**Heilwirkung:** Die Sanddornbeeren werden fast ausschließlich zu Saft und Süßmost verarbeitet. Rein oder in Mischungen mit anderen Säften oder Honig bei Erschöpfungszuständen, bei geringer Widerstandskraft gegenüber grippalen Infekten und anderen Erkältungskrankheiten sowie bei Appetitlosigkeit.

**Zubereitung:** selten als Saft oder Nektar, eher als Zusatz zu anderen, vitaminärmeren Säften. Als Konzentrat zu Milchmixgetränken. Auch zu Konfitüre, Sirup und Likör.

**Sammelgut:** Früchte IX—X, vor dem Frost.

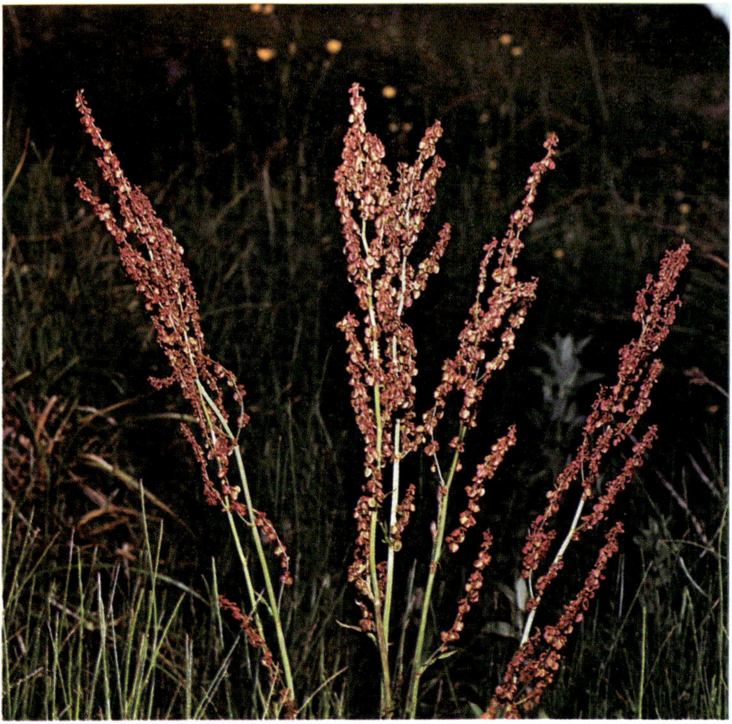

## **Sauerampfer** - *Rumex acetosa L.*

Familie: Knöterichgewächse - Polygonaceae

**Volkstümliche Namen:** Wiesensauerampfer, Wiesenampfer.

**Vorkommen:** feuchte Wiesen, Ufer; sehr häufig.

**Aussehen:** 30—100 cm hohe Pflanze, ausdauernd, scharf schmeckend, Blätter pfeilförmig, elliptisch-länglich, an den Knoten eine zerschlitzte Blattscheide. Der verzweigte, aufrechte Blütenstand trägt männliche oder weibliche grünliche, rot überlaufene, unscheinbare Einzelblütchen.

**Inhaltsstoffe:** (Frischpflanze) Oxalsäure und besonders ihr Kaliumsalz, Flavonglykosid, Vitamin C. **Heilwirkung:** meist als Frischpflanze, kurz vor der Blüte geerntet, zur Appetitanregung, Verdauungsförderung, etwas harntreibend, „blutreinigend".

**Zubereitung:** selten als Tee; 2 Teelöffel/Tasse Wasser, Aufguß. Wegen Oxalsäuregehalt nicht überdosieren; Vorsicht bei Nierenerkrankungen!

**Sammelgut:** junge Blätter und Stengel, V—VI.

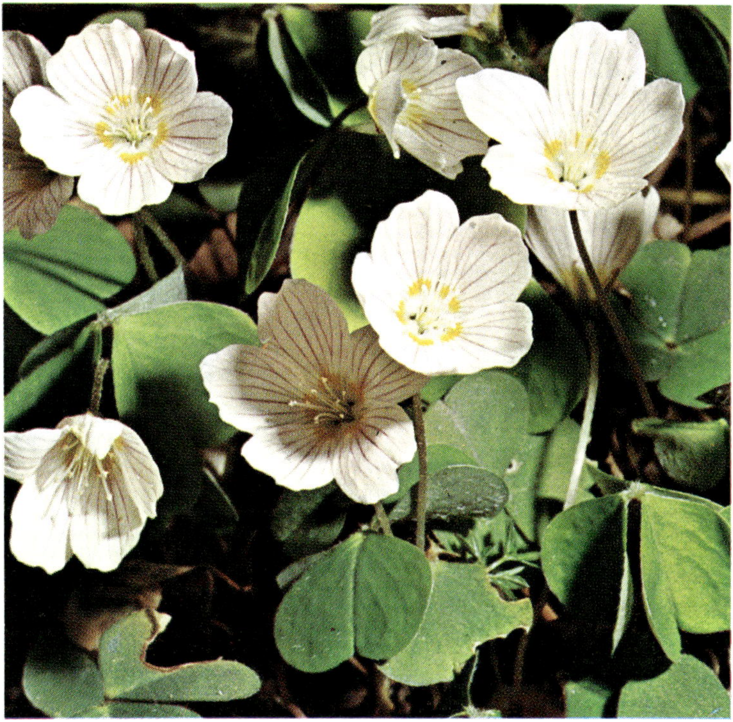

## Sauerklee - *Oxalis acetosella L.*

### Familie: Sauerkleegewächse — Oxalidaceae

**Volkstümlicher Name:** Kuckucksklee.

**Vorkommen:** auf humusreichen Waldböden.

**Aussehen:** 5—12 cm hohe, ausdauernde Pflanze, alle Blätter grundständig, dreizählig, kleeblattähnlich, Blüten einzeln an langen Stielen, meist weiß, selten rosa bis bläulich, purpurn geadert. **Inhaltsstoffe:** primäres Kaliumsalz der Oxalsäure (Kleesalz). **Heilwirkung:** stoffwechselfördernd, bei Verstopfung, frisch als Salatzusatz, zu »Frühjahrskuren«.

**Zubereitung:** wie Sauerampfer, Frischpflanze, nur in geringer Menge, sonst Gesundheitsstörungen, besonders Nierenschädigungen möglich. Auch in der Homöopathie nur vorsichtig dosieren, bis D3.

**Sammelgut:** Blätter IV—VI.

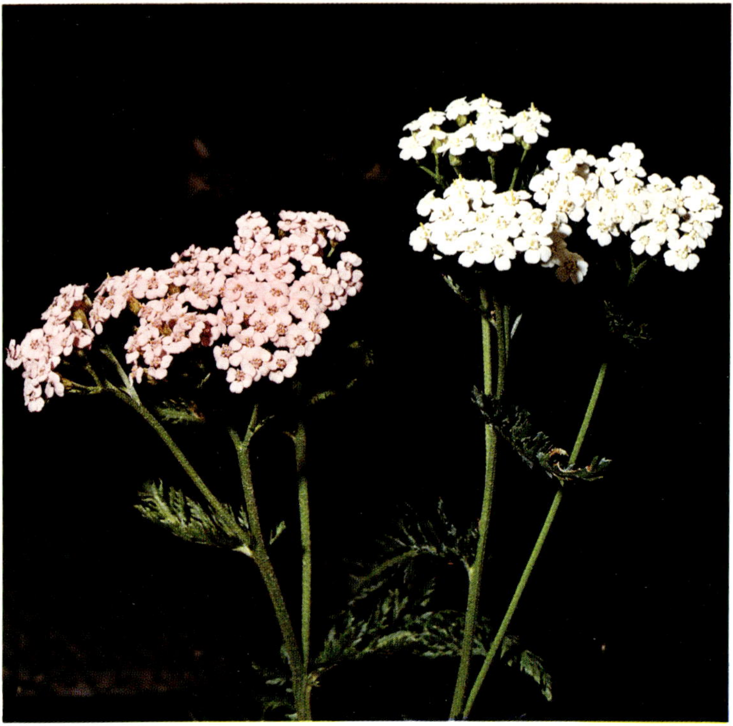

## **Schafgarbe** - *Achillea millefolium L. agg.*

Familie: Korbblütler - Asteraceae

**Volkstümliche Namen:** Bauchwehkraut, Feldgarbe.

**Vorkommen:** häufig auf Wiesen, Weiden, an Wegrändern; Raine, Äcker.

**Aussehen:** ausdauernde, 15—60 cm hohe Pflanze, schwach aromatisch, Blätter gefiedert mit winzigen Fiederblättchen, die weißen bis rötlichen kleinen Korbblütchen bilden eine Doldenrispe, schuppenartiger Hüllkelch.

**Inhaltsstoffe:** Bitterstoffglykoside, bitter schmeckende Azulen-Vorstufen im ätherischen Öl, Gerbstoffe, Mineralsalze. **Heilwirkung:** aromatisches, bitter schmeckendes Magenmittel, harntreibend, entzündungswidrig, krampfstillend, zur Wundbehandlung ähnliche, jedoch schwächere Wirkung als die Kamille.

**Zubereitung:** 2—3 Teelöffel/Tasse Wasser, Aufguß, länger ziehen lassen. Als Magen-, Darm-, Leber- und Gallentee zweckmäßig mit Pfefferminze und Kamille zu gleichen Teilen mischen.

**Sammelgut:** ganze blühende Pflanze, besser nur die Blütenstände, VI—VIII.

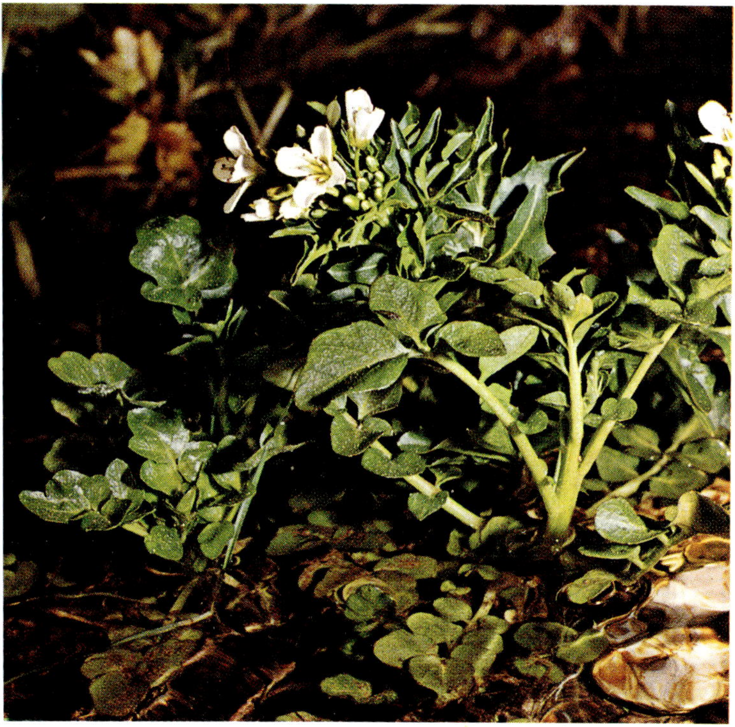

## **Schaumkraut, Bitteres** - *Cardamine amara L.*

Familie: Kreuzblütler - Brassicaceae

**Volkstümliche Namen:** Bachkresse, Wasserkresse.

**Vorkommen:** an Quellen, Gräben mit langsam fließendem Wasser.

**Aussehen:** ausdauernde Pflanze mit markigem Stengel, dunkelgrüne, fleischige Blätter, unpaarig gefiedert, Blüten weiß mit violetten Staubfäden.

**Inhaltsstoffe:** wie Brunnenkresse, Senfölglykoside, Bitterstoff, Vitamin C — nur als Frischpflanze. **Heilwirkung:** magensekretionsfördernd, harntreibend, zu Frühjahrs- und „Blutreinigungs"-Kuren, Salatzusatz.

**Sammelgut:** Ganz frische Pflanze ohne Wurzeln, V—VIII.

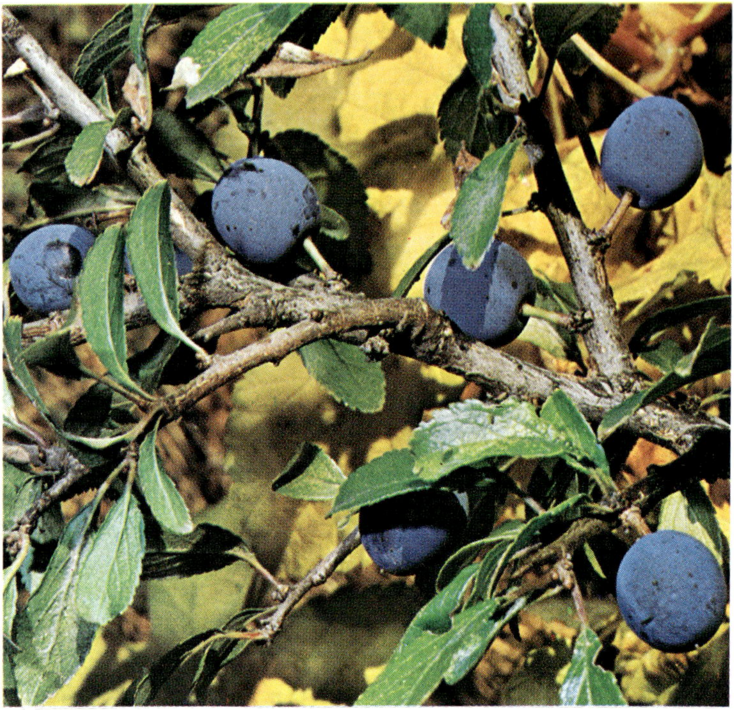

**Schlehdorn** - *Prunus spinosa L.*

Familie: Rosengewächse - Rosaceae

**Volkstümliche Namen:** Schlehe, Schwarzdorn, Dornschlehe.

**Vorkommen:** Hecken, Gebüsche, Waldränder, Magerweiden.

**Aussehen:** 1—3 m hoher Strauch mit dornigen Zweigen, Blätter klein, eiförmig-lanzettlich, fein gezähnt, nicht verwachsene Blüten vor den Blättern, dicht gedrängt, Frucht kleine kugelige, sehr sauer schmeckende Steinfrucht, blau bereift. **Inhaltsstoffe:** Flavon-, Blausäureglykoside, Cumarinderivate. **Heilwirkung:** Blüten mild abführend, leicht harntreibend, Bestandteil von „Blutreinigungstees".

**Zubereitung:** 2 Teelöffel Blüten/Tasse Wasser, Aufguß. Nicht süßen. Früchte werden nach dem ersten Frost gesammelt, zu Marmelade, Schlehensaft, Schnaps und Likören verarbeitet.

**Sammelgut:** Blüten III—V, Früchte X—XI.

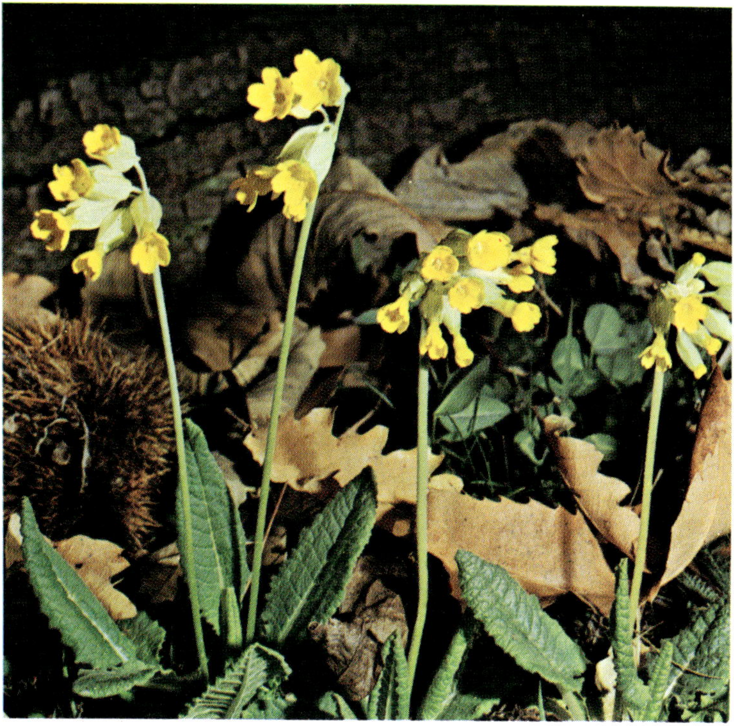

**Schlüsselblume** - *Primula veris L.*

Familie: Primelgewächse - Primulaceae

**Volkstümliche Namen:** Himmelsschlüssel, Primel.

**Vorkommen:** Wiesen und Weiden, Waldränder, Gebüsche.

**Aussehen:** ausdauernde Pflanze, 10—12 cm, grundständige Blätter mit geflügeltem Stiel, Blütenschaft endet in einfacher Dolde mit gelben bzw. orangefarbenen Blüten, fünfzipfelige, etwas aufgeblasene Kelche. Primula veris hat rote Schlundflecke und duftet. **Inhaltsstoffe:** Saponine, Flavone, etwas ätherisches Öl, Kieselsäure und Gerbstoff. **Heilwirkung:** auswurfförderndes Mittel, bei Bronchitis, harntreibend.

**Zubereitung:** 1 Teelöffel/Tasse Wasser, Abkochung, kurz ziehen lassen.

**Sammelgut:** Wurzelstöcke mit Wurzeln, III—IV, Blüten mit Kelchen, IV—V. Naturschutzbestimmungen beachten!

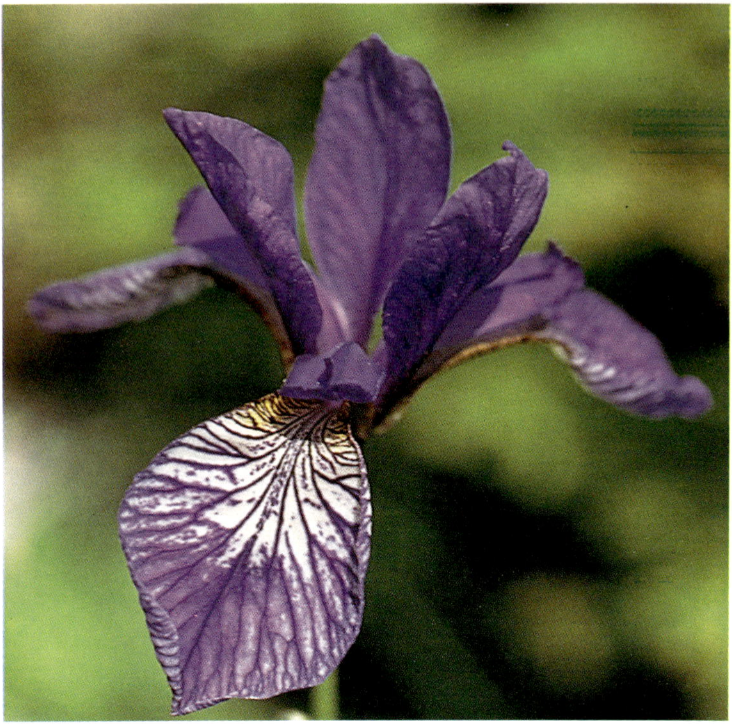

## Schwertlilie - *Iris germanica L.*

### Familie: Schwertliliengewächse - Iridaceae

**Volkstümliche Bezeichnung:** Veilchenwurzel, Iriswurzel, Zahnwurzel.

**Vorkommen:** heimisch im Mittelmeerraum, kultiviert in Oberitalien, Marokko. Oft als Zierpflanze in Gärten gehalten.

**Aussehen:** Bis 1 m hohe, kräftige Staude mit verzweigtem Blütenschaft mit dunkelblauvioletten, bis 10 cm großen Blüten. Die häufigste Iris ist die fast weiße Blasse Schwertlilie, seltener die etwas kleinere Florentiner Iris mit blaßblauen Blüten.

**Inhaltsstoffe:** ätherisches Öl, Schleimstoffe, Stärke, Iridinglykosid.

**Heilwirkung:** innerlich selten als einhüllendes und reizlinderndes Mittel in Hustentees, kombiniert z. B. mit Eibisch, Süßholz, Anis, Wollblumen, Huflattich u. a.

**Zubereitung:** zusammen mit anderen Hustenteedrogen als Aufguß, je Tasse 1—2 Teelöffel des Gemischs mit Honig gesüßt, schluckweise trinken. Gedrechselt als Zahnwurzel, um den Zahndurchbruch der Kleinkinder zu erleichtern; als unhygienisch abzulehnen. In der Homöopathie ist die Essenz aus der Buntfarbigen Schwertlilie, Iris versicolor L., ein bekanntes Mittel gegen Kopfschmerzen, speziell Migräne.

**Sammelgut:** Wurzelstock VIII—IX.

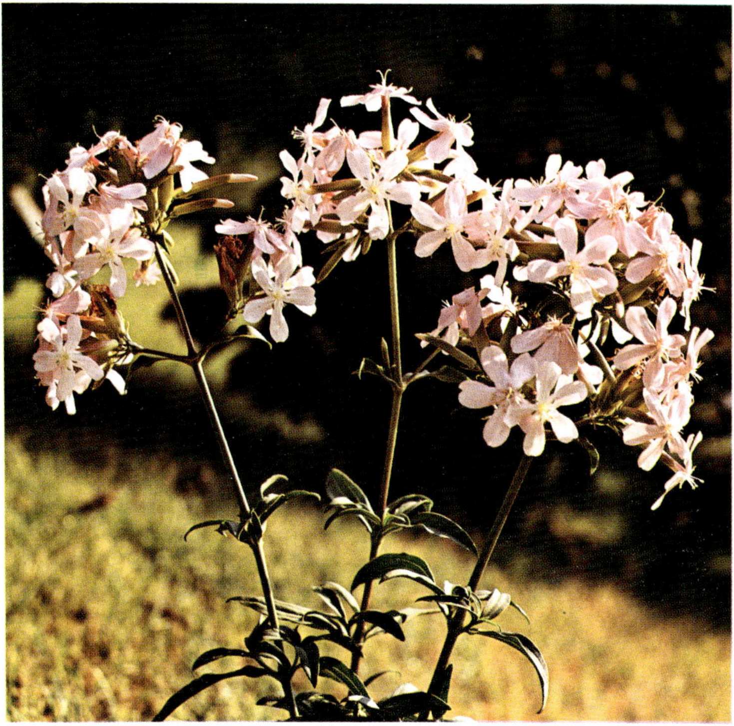

## **Seifenkraut** - *Saponaria officinalis L.*

Familie: Nelkengewächse - Caryophyllaceae

**Volkstümliche Namen:** Seifenwurzel, Waschkraut.

**Vorkommen:** Wegränder, Hecken, Schuttplätze, Bahndämme.

**Aussehen:** ausdauernde, 30—70 cm hohe, aufrechte Pflanze, blaßrosa-weiße, büschelig gehäufte, in zweigabeligen Trugdolden stehende Blüten, Blätter eiförmig-länglich, kreuzgegenständig; Pflanze bildet häufig Ausläufer.

**Inhaltsstoffe:** Saponine. **Heilwirkung:** auswurfförderndes Mittel bei Husten und Bronchialleiden, leicht harntreibend, schwach abführend, Bestandteil von „Blutreinigungstees", für Umschläge bei Hautleiden.

**Zubereitung:** 1 Teelöffel/Tasse Wasser, Kaltauszug 4—5 Stunden, danach aufkochen. Für Umschläge zur Hautbehandlung mit Kamille zu gleichen Teilen mischen, als Aufguß zubereiten.

**Sammelgut:** Wurzeln III—IV und IX—X.

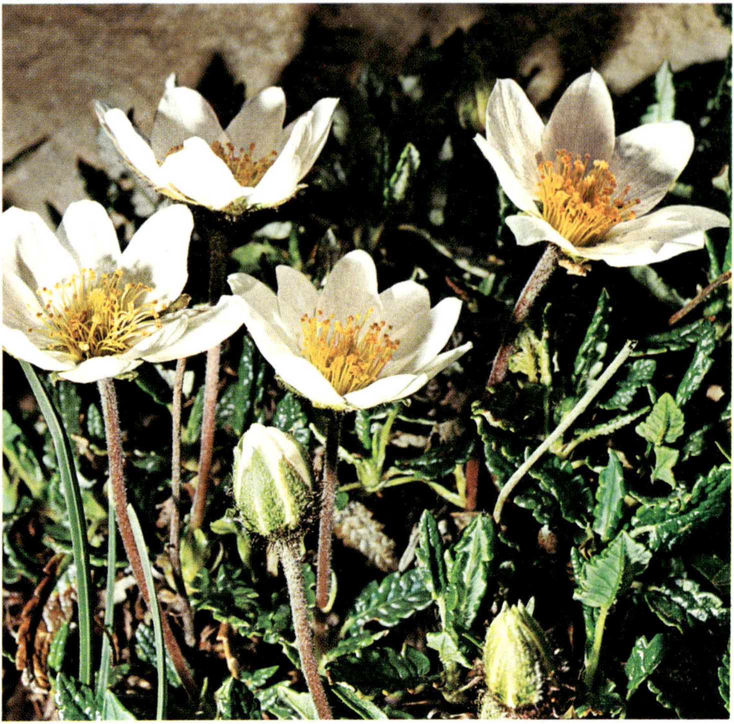

## **Silberwurz** - *Dryas octopetala L.*

Familie: Rosengewächse - Rosaceae

**Volkstümliche Namen:** Silberbart, Petersbart, Milchrose.

**Vorkommen:** im Geröll und auf steinigen Kalkrasenplätzen der Alpen.

**Aussehen:** 3—15 cm hoher Zwergstrauch mit meist achtzähliger Blumenkrone, weiß, langgestielt, mit eingerolltem Rand, Blätter elliptisch mit eingerolltem gekerbtem Blattrand, immergrün, unterseits weiß-filzig behaart. **Inhaltsstoffe:** Gerbstoffe. **Heilwirkung:** bei Durchfall, Hals- und Mundschleimhautentzündung.

**Zubereitung:** 2 Teelöffel/Tasse Wasser, Aufguß, länger ziehen lassen.

**Sammelgut:** Blätter und Blüten, VI—VIII.

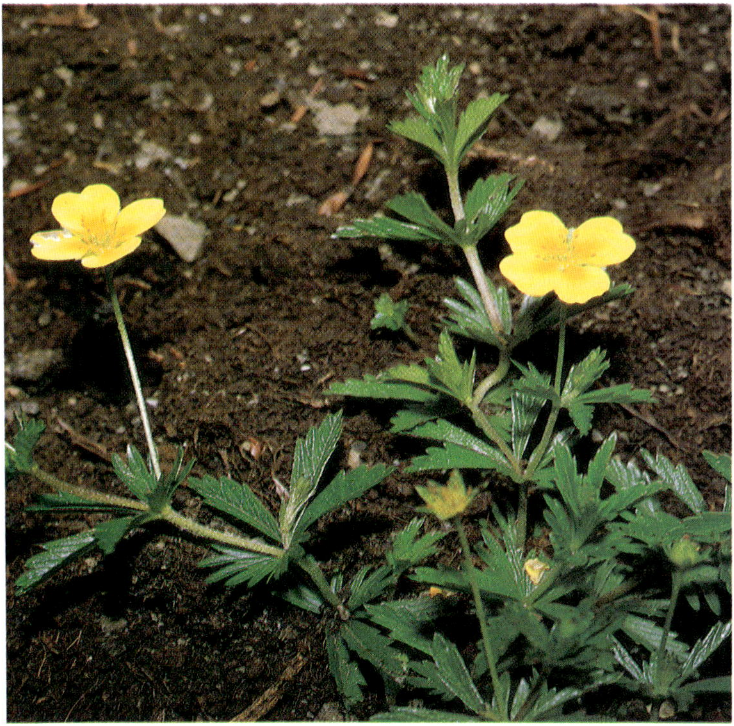

**Blutwurz** - *Potentilla erecta (L.) Raeuschel*

Familie: Rosengewächse - Rosaceae

**Volkstümliche Namen:** Tormentillwurz, Ruhrwurz, Aufrechtes Fingerkraut, Rote Heilwurz, Rotwurz.

**Vorkommen:** weit verbreitet auf saurem Boden; Wiesen, Moore, lichte Wälder, Magerrasen bis 2500 m. **Aussehen:** 15—30 cm hohe, niederliegende bis aufsteigende, zierliche Staude mit kräftigem Wurzelstock. Die gelbbraune Schnittfläche, besonders an feuchter Stelle stehender Pflanzen, wird durch Luftsauerstoff blutrot gefärbt (Name!). Blätter mit drei keilförmigen, grob gesägten Fiederblättchen und fingerig gelappten Nebenblättern. Die vier (!) goldgelben, eiförmig-herzförmigen Blütenblätter der langgestielten kleinen Blüten sind das charakteristische Merkmal der Pflanze.

**Inhaltsstoffe:** 17—20% Tormentillgerbsäure, Tormentillrot und andere Gerbstoffe, Glykosid Tormentosid und etwas ätherisches Öl. **Heilwirkung:** innerlich bei Durchfällen, Entzündungen im Magen-Darm-Kanal. Innerlich bei Entzündungen der Mundschleimhaut, des Zahnfleisches und des Zahnbettes. Auch zu Umschlägen und Teilbädern bei schlecht heilenden Wunden, leichten Brandwunden und Erfrierungen.

**Zubereitung:** 2 Eßlöffel des kleingeschnittenen Wurzelstocks werden in einem halben Liter Wasser aufgekocht, 10 Minuten ziehen lassen, danach abgeseiht. Man trinkt davon, über den Tag verteilt, 4—5 Tassen Tee, der mit Traubenzucker und Kochsalz versetzt wird. Als Pulver nimmt man dreimal täglich einen Teelöffel in ein kleines Glas Rotwein oder kräftigen schwarzen Tee.

**Sammelgut:** der im Frühjahr oder Herbst gesammelte Wurzelstock ohne Nebenwurzeln, V—VIII.

## **Spitzwegerich** - *Plantago lanceolata L.*

### Familie: Wegerichgewächse - Plantaginaceae

**Volkstümliche Namen:** Schmalblättriger Wegerich, Roßrippe.

**Vorkommen:** Wiesen, Wegränder, Weiden, Raine.

**Aussehen:** ausdauernde Pflanze, 10—40 cm hoch, Blätter in grundständiger Blattrosette, ganzrandig, lineal-lanzettlich, 2—8 mm breit, Blütenstiel fünfkantig mit kurzem bräunlichem, ährenförmigem Blütenstand, lange weißgelbliche Staubfäden. **Inhaltsstoffe:** Schleim, Bitterstoffe, Glykosid Aucubin mit antibiotischer Wirkung. **Heilwirkung:** reizlinderndes Mittel bei Husten, als Droge wie auch als Frischpflanzensaft; dieser auch stoffwechselanregend bei sog. Frühjahrs- und „Blutreinigungs"-Kuren.

**Zubereitung:** 1 Teelöffel/Tasse Wasser, Aufguß, länger ziehen lassen. Mit Honig süßen. Besonders wertvoll Spitzwegerich-Hustensirup, teelöffelweise bei Hustenreiz getrunken.

**Sammelgut:** Blätter V—VI, auch die des Mittleren und Breitwegerichs.

## **Sonnentau** - *Drosera rotundifolia L.*

### Familie: Sonnentaugewächse - Droseraceae

**Volkstümliche Namen:** Engelkraut, Sintau, Sonnenlöffel.

**Vorkommen:** Torfmoore, Feuchtheiden, Heidemoore zusammen mit Torfmoosen.

**Aussehen:** ausdauernde, 7—20 cm hohe Pflanze, insektenfressend, die kleinen, langstieligen, runden Blättchen sind mit klebrigen Drüsenhaaren besetzt, die weißen, unscheinbaren Blütchen sitzen ährenförmig an dünnen, fadenförmigen, rötlichen Stielen. **Inhaltsstoffe:** krampflösender Stoff Droseron, Flavonoide, organische Säuren, Enzyme, wenig Mineralstoffe. **Heilwirkung:** bei Reiz-, Keuch- und krampfartigem Husten.

**Zubereitung:** 1—2 Teelöffel/Tasse Wasser, Aufguß, zweckmäßig mit gleichen Teilen anderer Hustendrogen gemischt, z. B. Thymian, Quendel, Spitzwegerich, Fenchel, Anis.

**Sammelgut:** blühendes Kraut oder nur die Blätter, V—IX. Streng naturgeschützt!

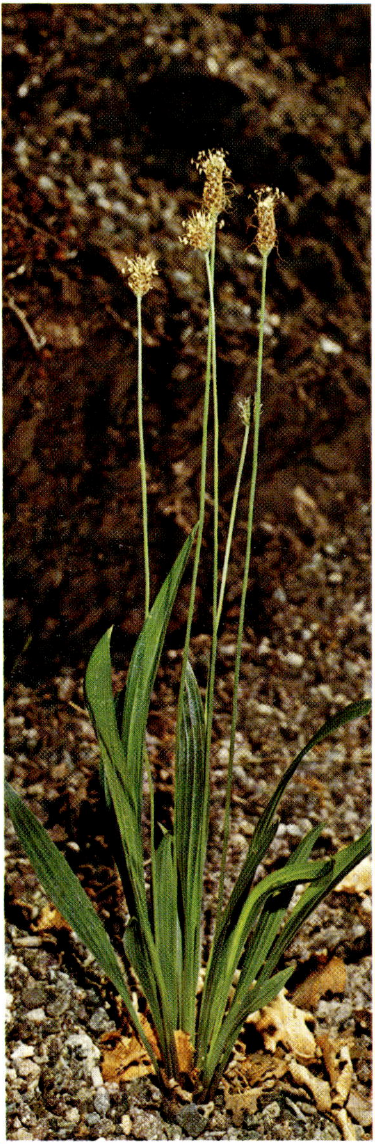

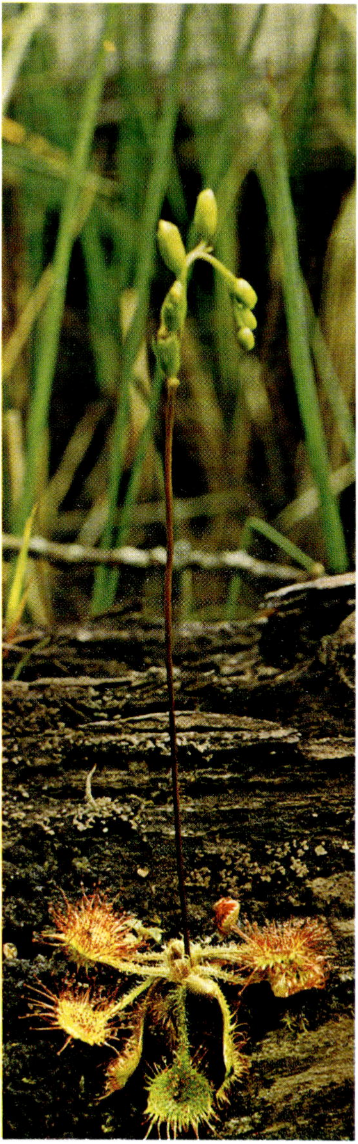

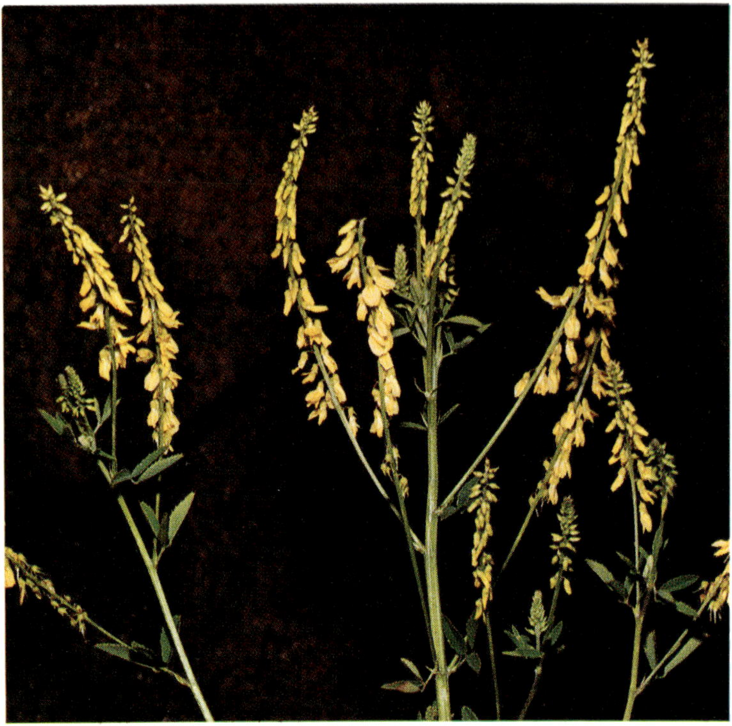

## Steinklee - *Melilotus officinalis (L.) Lamarck*

Familie: Schmetterlingsblütler - Fabaceae

**Volkstümlicher Name:** Honigklee.

**Vorkommen:** Schuttstellen, trockene Plätze, Bahnanlagen.

**Aussehen:** 30—100 cm hohe, zweijährige Pflanze mit dreizähligen Blättern, die vielen kleinen, gelben, kurzgestielten Schmetterlingsblütchen sind zu einem ährigen Blütenstand geordnet, Hülsenfrucht kahl und braun. Der ähnlich aussehende Hohe Steinklee hat eine kleine, behaarte schwarze Hülse, aromatischer, kumarinartiger Geruch. **Inhaltsstoffe:** Cumarinverbindungen, etwas ätherisches Öl, Schleim, Gerbstoff, Flavone. **Heilwirkung:** bei Venenleiden, Krampfadern, Hämorrhoiden. In der Homöopathie, z. B. gegen Kopfschmerzen.

**Zubereitung:** 2 Teelöffel/Tasse Wasser, Aufguß, länger ziehen lassen.

**Sammelgut:** oberer, blühender Teil der Pflanze, VI—IX.

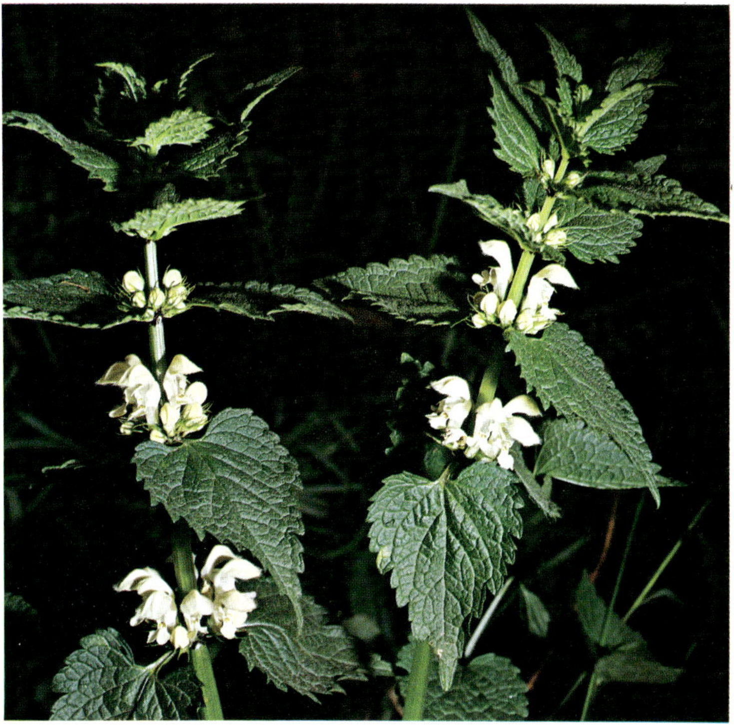

## Taubnessel - *Lamium album L.*

Familie: Lippenblütler - Lamiaceae

**Volkstümliche Namen:** Weiße Taubnessel, Bienensaug, Wurmnessel.

**Vorkommen:** sonnige und halbschattige Stellen, Hecken, Mauern, Wegränder.

**Aussehen:** 20—50 cm hohe, ausdauernde Pflanze, vierkantiger Stengel, kreuzgegenständige Blätter, dreieckig-eiförmig, gesägter Blattrand. **Inhaltsstoffe:** Saponine, Schleim, Gerbstoffe, etwas ätherisches Öl, Flavonglykoside. **Heilwirkung:** in der Volksheilkunde bei Menstruationsbeschwerden, Homöopathie: Blasen- und Nierenleiden.

**Zubereitung:** 2 Teelöffel/Tasse Wasser, Aufguß, kurz ziehen lassen.

**Sammelgut:** Blüten ohne Kelch, V—X.

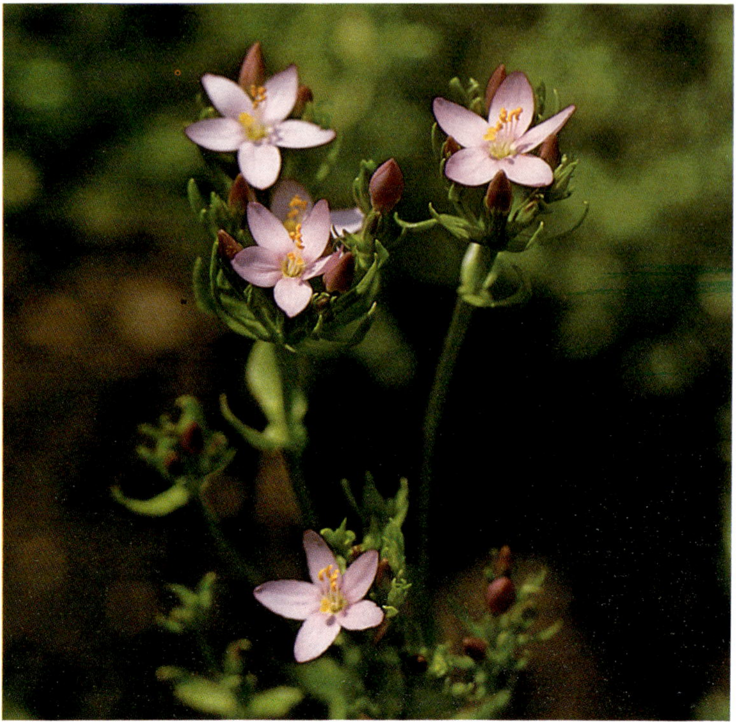

## **Tausendgüldenkraut** - *Centaurium erythraea Rafn*

Familie: Enziangewächse - Gentianaceae

**Volkstümliche Bezeichnungen:** Tausend-, Hundertgüldenkraut, Aurin, Erdgalle, Roter Laurin.

**Vorkommen:** auf sonnigen Triften, an Feldrainen, Gebüschen, Wegrändern, auf ungedüngten Wiesen, Ödland, lichten Waldwiesen. Meist gesellig, aber nur selten in größeren Massen. In vielen Teilen Europas nahezu ausgestorben. Naturgeschützt!

**Aussehen:** Die ein- bis zweijährige Pflanze wird 10—30 (50) cm hoch, der Stengel mit den gegenständigen Blättern ist erst im Blütenstand verzweigt. Der trugdoldige Blütenstand enthält 10—40 locker stehende rosarote, selten weiße Blüten.

**Inhaltsstoffe:** Bitterstoffe Gentiopikrin, Swertiamarin, Amarogentin. Der Bitterstoffgehalt nimmt von den Blüten über die Blätter und Stengel ab.

**Heilwirkung:** ähnliche Wirkung wie Enzianwurzel, jedoch etwas schwächer. Magensekretionsanregend bei Appetitlosigkeit, Verdauungsstörungen, funktionellen Beschwerden der Leber und der Gallensekretion.

**Zubereitung:** 1 Teelöffel der Schnittdroge wird in einer Tasse mit heißem Wasser überbrüht. Auch Kaltansatz von mehreren Stunden ist möglich. Zur Appetitanregung muß der Tee 1/4 bis 1/2 Stunde vor den Mahlzeiten schluckweise getrunken werden.

**Sammelgut:** das blühende Kraut, VII—IX.

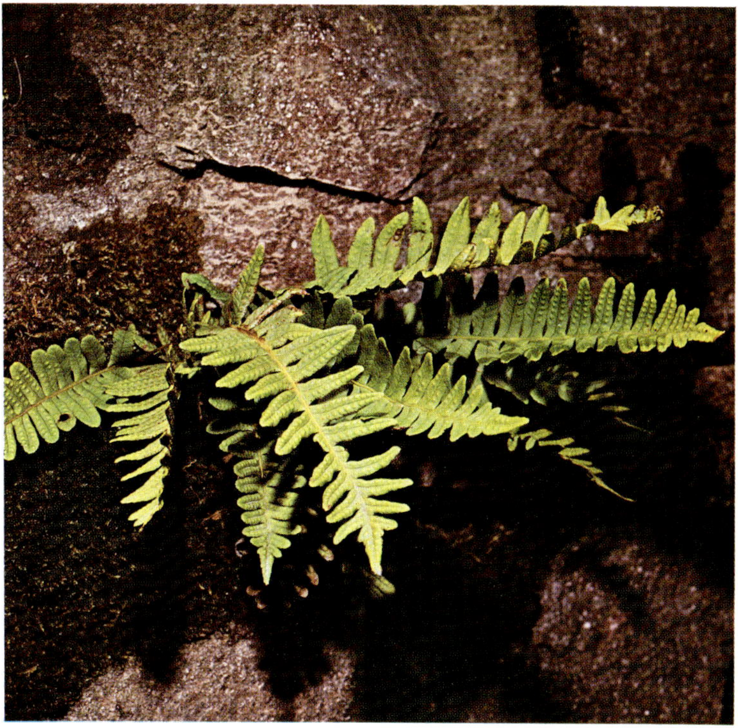

## **Tüpfelfarn** - *Polypodium vulgare L.*

Familie: Tüpfelfarne - Polypodiaceae

**Volkstümliche Namen:** Engelsüß, Süßwurzel, Steinlakritze.

**Vorkommen:** kalkmeidend; schattige Mauern, Felsen, am Fuß von Stämmen.

**Aussehen:** 10—50 cm hohe Staude mit etwa bleistiftstarkem, bräunlichem Wurzelstock, besetzt mit dunkelbraunen Spreuhaaren, Blätter steif aufrecht, im Umriß länglich-lanzettlich, spitzwinklig dreieckig, fiederteilig, Blattrand feinkerbig gesägt. **Inhaltsstoffe:** Rohr-, Trauben-, Fruchtzucker, etwas ätherisches Öl, organische Säuren, Bitterstoffe, Gerbstoffe, Schleim, benzoesäurehaltiges Harz, fettes Öl, Saponin. **Heilwirkung:** Gallenmittel, pilz- und wurmwidrig, stoffwechselfördernd, reizlindernd und schwach auswurffördernd bei Erkrankungen der Atemwege.

**Zubereitung:** 1—2 Teelöffel/Tasse Wasser, Aufguß, länger ziehen lassen. Mit Honig süßen.

**Sammelgut:** Wurzelstock III—IV und IX—X, Blätter V—VIII.

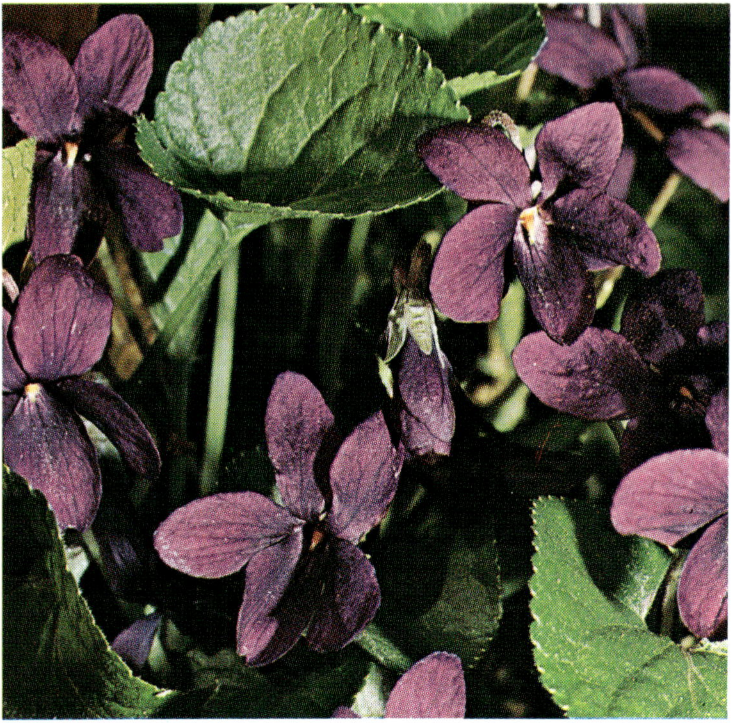

## Veilchen, Wohlriechendes - *Viola odorata L.*

Familie: Veilchengewächse - Violaceae

**Volkstümliche Namen:** Märzveilchen, Parmaveilchen, Veigerl, Vigeli.
**Vorkommen:** wild unter unbelaubten Hecken, Gebüschen, an Waldrändern, auf Wiesen, meist jedoch als Zierpflanze gezogen. In geringem Maße angebaut.
**Aussehen:** Das Veilchen ist eine niedere, 5—15 cm hohe Staude mit oberirdischen, jedoch wurzelnden Ausläufern. Sämtliche Blätter sind grundständig, herzförmig, langgestielt und besitzen einen gekerbten Blattrand. Die typischen Veilchenblüten sind dunkelviolett und haben einen angenehmen Geruch. Ähnliche Veilchenarten sind geruchlos und auch hinsichtlich Farbe und Spornform zu unterscheiden.
**Inhaltsstoffe:** Saponine, Wintergrünölglykosid, etwas ätherisches Öl, besonders in den Blüten.
**Heilwirkung:** Der Wurzelstock gilt als Austauschdroge für die nordamerikanische Senegawurzel und die südamerikanische Ipecacuanhawurzel. Mild auswurffördernd, schleimlösend, etwas schweiß- und harntreibend, bei Husten (Bronchialkatarrh), Keuchhusten. Zweckmäßig kombiniert mit Süßholz, Anis, Fenchel, Primelwurzel.
**Zubereitung:** 1 knapper Teelöffel der kleingeschnittenen Wurzel oder 1 gehäufter Teelöffel der geschnittenen Wurzeln, Blätter und Blüten wird in einer Tasse mit kochendem Wasser überbrüht, einige Minuten ziehen lassen, abgeseiht. Zwei- bis dreimal am Tag mit Honig gesüßt je eine Tasse.
**Sammelgut:** Wurzeln bzw. ganzes Kraut mit Blüten, III—IV

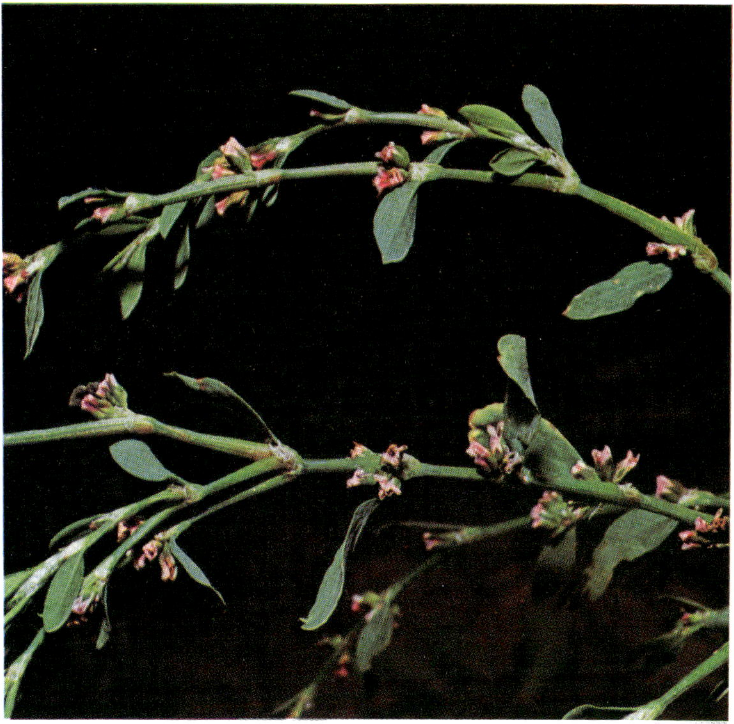

## **Knöterich, Pfirsichblättriger** - *Polygonum persicaria L.*

Familie: Knöterichgewächse - Polygonaceae

**Volkstümlicher Name:** Flohknöterich.

**Vorkommen:** stickstoffliebendes Unkraut auf Äckern, Schuttplätzen, in Gärten, an Ufern.

**Aussehen:** 20—60 cm hohe, einjährige Pflanze, verzweigt, oft liegend-aufsteigend, fast kahl, lanzettliche Blätter, typische, bewimperte Stengelscheide an den Knoten, weißrötliche Blütchen in mehreren dichten Scheinähren, Blätter oft schwarz gefleckt. **Inhaltsstoffe:** etwas ätherisches Öl, Gerbstoff, Schleim, organische Säuren, Flavone. **Heilwirkung:** schwach ausgeprägt, nur in der Volksmedizin bei Nieren- und Steinleiden, Gicht, Rheuma, äußerlich bei Wunden und Ekzemen, Hautleiden.

**Zubereitung:** 1—2 Teelöffel/Tasse Wasser, Aufguß.

**Sammelgut:** Blätter oder ganzes Kraut ohne Wurzel, V—VII.

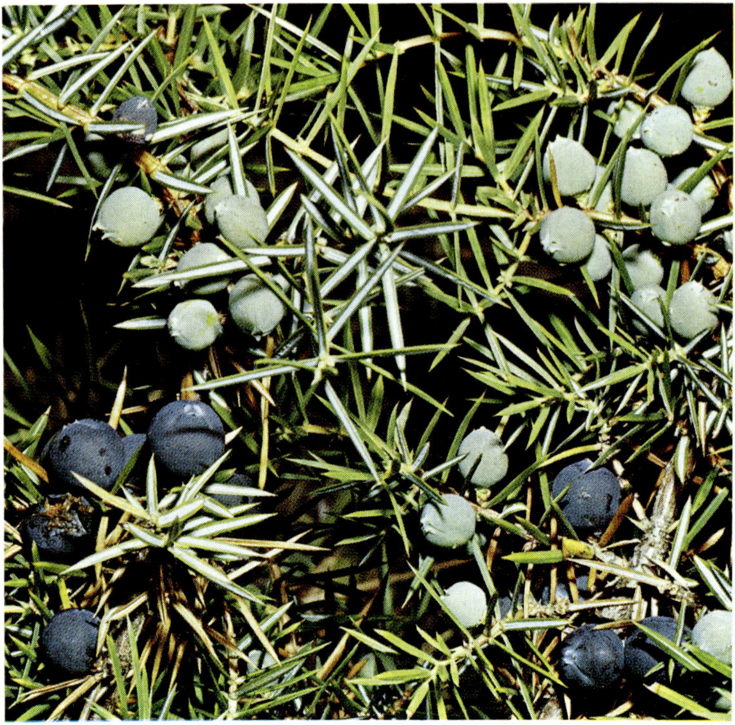

## **Wacholder** - *Juniperus communis L.*

### Familie: Zypressengewächse - Cupressaceae

**Volkstümliche Namen:** Heidewacholder, Kranewitt, Reckholder, Machandel.

**Vorkommen:** Heiden, lichte Wälder, Magerrasen.

**Aussehen:** 2—10 m hoher Baum oder Strauch, zweihäusig, oft säulenförmiger Wuchs, männliche Blüten gelb, unter 5 mm, weibliche grünlich, sehr klein, Blätter nadelförmig in dreizähligen Quirlen, Früchte sind blaubereifte, erbsengroße, fleischige, würzig aromatisch schmeckende Beerenzapfen, die im dritten Jahr nach der Bestäubung reif werden.

**Inhaltsstoffe:** ätherisches Öl, Zucker, Harzsäuren. **Heilwirkung:** kräftig harntreibend, bei Überdosierung Nierenreizungen, nicht bei akuten Nierenentzündungen, nicht in der Schwangerschaft, Harndesinficiens bei chronischer (!) Nieren- und Blasenentzündung, magensekretionsanregend, blähungstreibend. Als Gewürz und Aromaticum, in Schnapsindustrie, auch zur Desinfektion der Mundhöhle.

**Zubereitung:** Bestandteil von Nieren- und Blasentees, zum Rohessen bei grippalen Infekten, zur Herstellung von Wacholderextrakt.

**Sammelgut:** Beeren IX—X, Zweigspitzen ganzjährig.

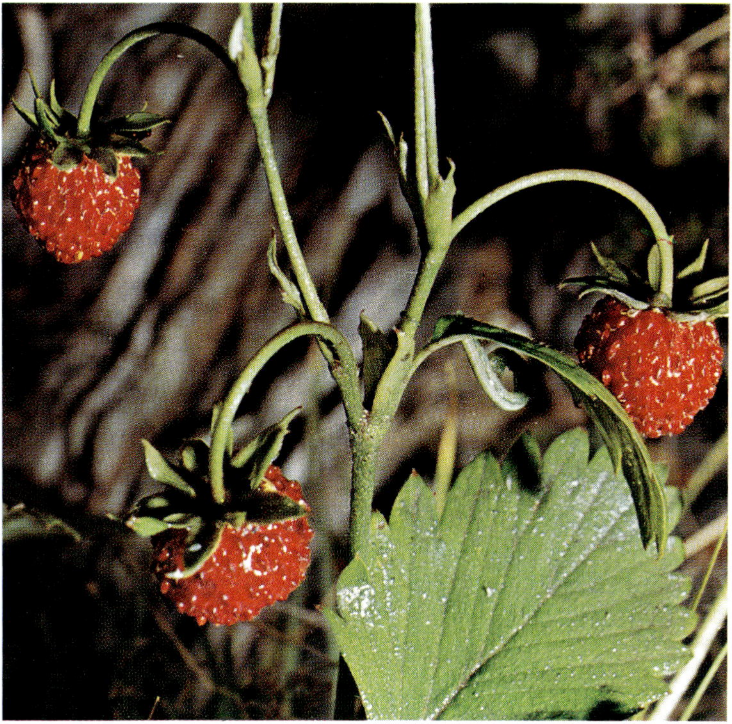

## **Walderdbeere** - *Fragaria vesca L. agg.*

Familie: Rosengewächse - Rosaceae

**Vorkommen:** Waldlichtungen, Kahlschläge, Gebüsche, Hecken, Wiesen.

**Aussehen:** 5—30 cm hohe Rosettenstaude mit schräg wachsendem Wurzelstock, Ausläufer bildend, Stengel meist aufrecht, Laubblätter dreizählig, eiförmig bis rhombisch, grob gesägt, weiße bis rötliche überlaufene Einzelblütchen stehen in einer Trugdolde, Früchte sind beerenartige Sammelnußfrüchte. **Inhaltsstoffe:** Gerbstoff, ätherisches Öl, Flavone in den Blättern, in den Früchten vor allem Fruchtsäuren, Vitamin C, Mineralsalze. **Heilwirkung:** Blätter und Wurzel ergeben Gurgel- und Spülmittel bei Mundschleimhautentzündungen, Magen-Darm-Katarrh. Früchte, roh gegessen, werden als Kurmittel bei Leber- und Gallenerkrankungen angesehen. Allergische Ausschläge sind möglich!

**Zubereitung:** 2 Teelöffel getrocknete junge Blätter/Tasse Wasser, Aufguß, länger ziehen lassen.

**Sammelgut:** junge Blätter V—VI, Früchte VI—VIII.

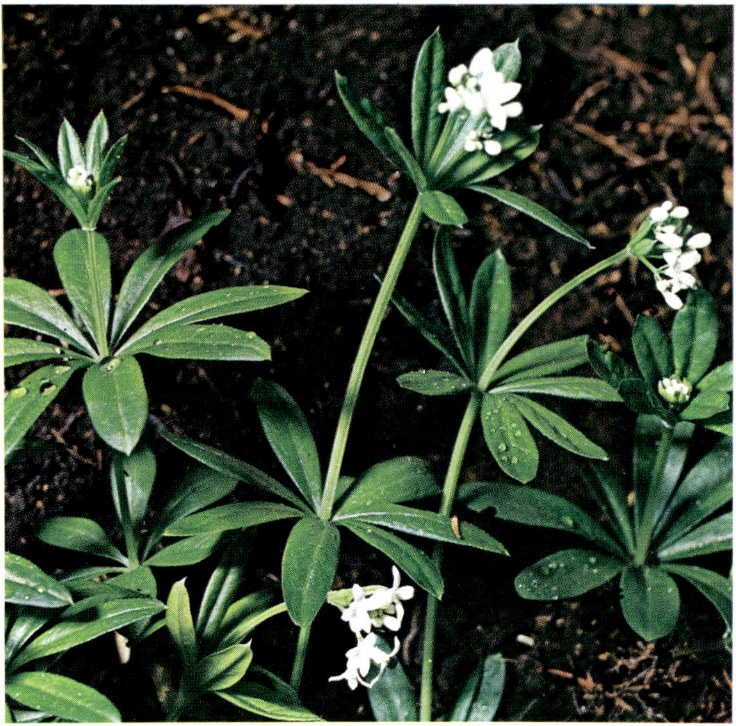

## **Waldmeister** - *Galium odoratum (L.) Scopoli*

Familie: Rötegewächse - Rubiaceae

**Volkstümliche Namen:** Maikraut, Waldmännchen.

**Vorkommen:** schattige Stellen, vor allem im Laubmischwald.

**Aussehen:** 15—30 cm kleine, ausdauernde Pflanze, Blättchen unten zu 6, die oberen zu 8 einen Quirl bildend. Die kleinen weißen Blütchen mit vierspaltiger Krone bilden eine reich verzweigte, lockere Trugdolde. Kleine klettenartige Früchte. Besonders vor der Blüte, nach Antrocknung typischer Cumaringeruch. **Inhaltsstoffe:** Cumaringlykoside, etwas Gerbstoff, Bitterstoff, antibakterielle Substanzen. **Heilwirkung:** erweitert die feinen Blutgefäße, krampfstillend, entzündungswidrig, schwach beruhigend. Als Aromaticum zu Waldmeisterbowle.

**Zubereitung:** 1—2 Teelöffel/Tasse Wasser, Aufguß, kurz ziehen lassen. 2—3 Tassen täglich. Nicht überdosieren, Kopfschmerzen!

**Sammelgut:** Kraut vor der Blüte, IV—V.

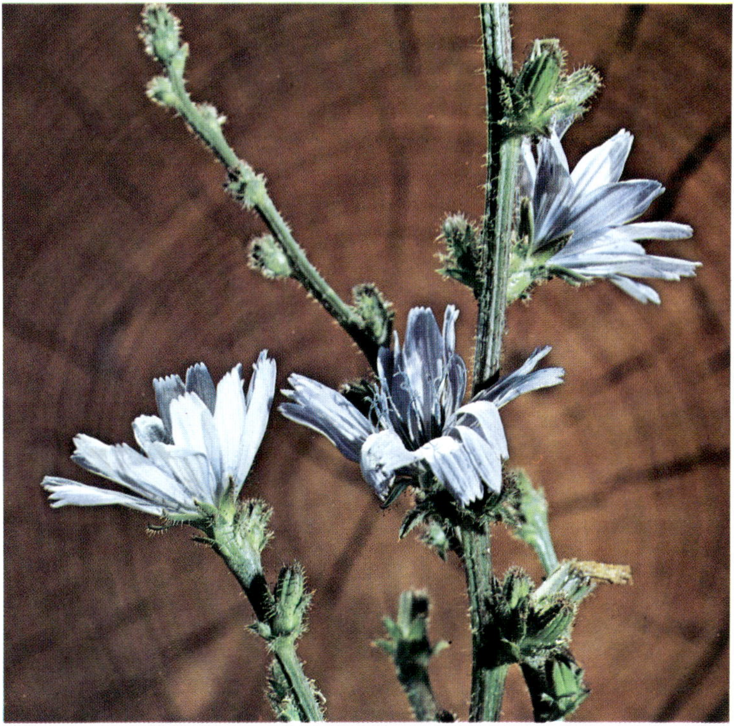

**Wegwarte** - *Cichorium intybus L. var. intybus und Cichorium intybus var. sativum DC*

Familie: Zungenkorbblütler - Cichoriaceae

**Volkstümliche Namen:** Sonnenwende, Wegeleuchte, Wilde Zichorie.

**Vorkommen:** Wegränder, Hecken, Schuttplätze, Äcker.

**Aussehen:** 0,30—1,50 m hohe Staude mit nur blauen Zungenblüten mit gezähnter Spitze, obere Blätter ungeteilt, klein, lanzettlich mit breitem Grund, fast stengelumfassend, Grundblätter schrotsägig geschnitten.

**Anwendung:** Diese wildwachsende Pflanze ist die Stammpflanze, der Winterendivie, Salat-, Wurzel- und Kaffeezichorie, des Escariol und Chicorée. Die Wurzel, besonders der angebauten Varietät, wird nur noch selten, meist in der Homöopathie, verwendet, als appetitanregendes, leicht harn- und galletreibendes Mittel.

**Zubereitung:** 1—2 Teelöffel der getrockneten und zerkleinerten Blätter und Blüten auf eine Tasse Wasser als Aufguß. Von der Wurzel 1—2 Teelöffel als Abkochung. Ungesüßt, evtl. mit Süßstoff, täglich 2—3 Tassen, zweckmäßig gemischt mit Löwenzahnwurzel und Kraut sowie Pfefferminze. 2 Teelöffel/Tasse Wasser, Aufguß, längere Zeit ziehen lassen.

**Sammelgut:** Wurzel III—IV und IX—X, blühendes Kraut VII—IX.

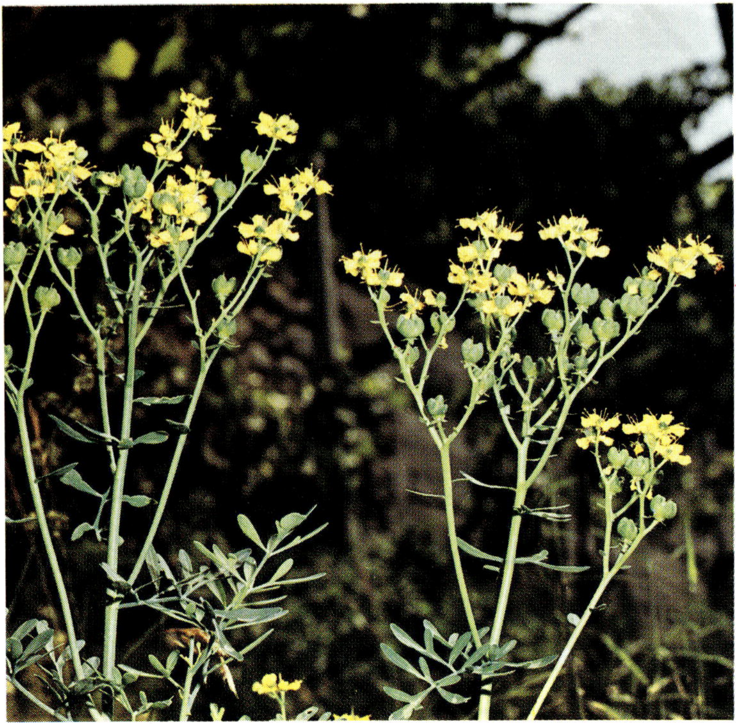

**Weinraute** - *Ruta graveolens L. var. vulgaris Willkomm*
Familie: Rautengewächse - Rutaceae

**Volkstümlicher Name:** Gartenraute.

**Vorkommen:** felsige Böden, Weingärten, warme Lagen.

**Aussehen:** 30—50 cm hohe Staude oder Halbstrauch, Blätter bis 12 cm lang, bis 7 cm breit, unpaarig gefiedert, drüsig punktiert, bläulichgrün. Blüten mit vier nicht verwachsenen, gelben Blütenblättchen bilden eine Trugdolde, Endblütchen fünfzählig. Pflanze besitzt stark aromatischen Geruch und Geschmack. **Inhaltsstoffe:** ätherisches Öl, Cumarinderivate, Flavonglykosid Rutin, etwas Gerbstoff, Alkaloide. **Heilwirkung:** krampfstillendes, nervenberuhigendes Mittel, blähungs-, schweißtreibend, magensekretionsfördernd. Nicht überdosieren, nicht in der Schwangerschaft wegen der starken, durchblutungsfördernden Wirkung auf die Bauchorgane. Schlaffördernd in Verbindung mit Melisse, Weißdorn, Baldrian, Hopfen, besonders für ältere Personen.

**Zubereitung:** 1 (!) Teelöffel/Tasse Wasser, Aufguß, kurz ziehen lassen.

**Sammelgut:** blühendes Kraut VI—VIII, Blätter V—VI.

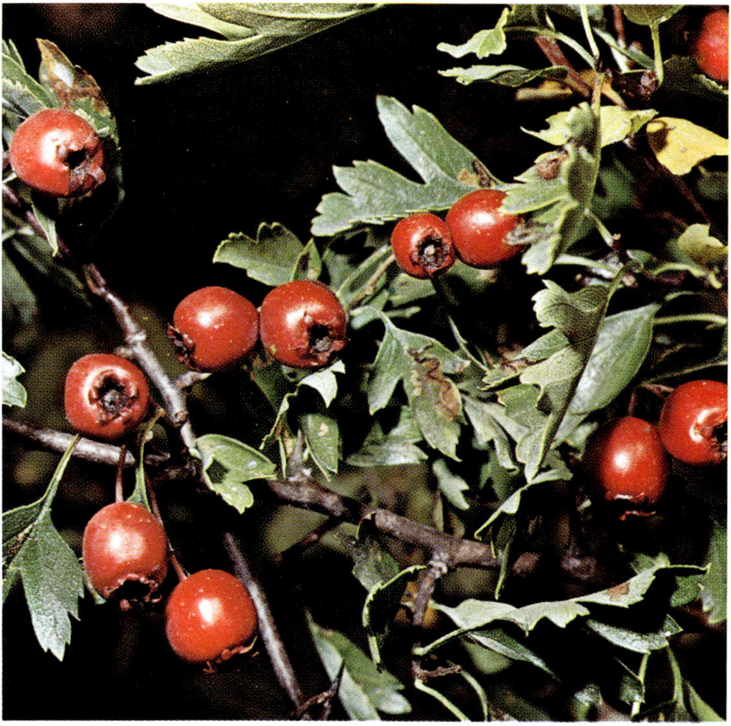

**Weißdorn, Eingriffliger** - *Crataegus monogyna Jacquin emend. Lindman* Familie: Rosengewächse - Rosaceae

**Volkstümlicher Name:** Mehlbeere.

**Vorkommen:** Waldränder, Hecken, Anlagen, Gärten.

**Aussehen:** Strauch, 3- bis 7lappige Blätter, tief fiederspaltig, oberseits schwach glänzend. Blüten weiß, Staubblätter rot, doldiger Blütenstand, unangenehmer Geruch. Kleine, rote, mehlig-süß schmeckende, beerenförmig-kugelige Apfelfrüchte mit einem Kern. Andere Weißdornarten gleichwertig, besonders der zweigrifflige Crataegus laevigata (2 Kerne, glänzende Blätter, eiförmig, leicht gelappt). **Inhaltsstoffe:** Flavonoide, Amine, organische Säuren, Cholin, Acetylcholin. **Heilwirkung:** bei Durchblutungsstörungen der Herzkranzgefäße, leichten Herz- und Kreislaufbeschwerden, besonders im Alter, niedrigem Blutdruck. Oft kombiniert mit Mistel, Knoblauch in Fertigarzneimitteln.

**Zubereitung:** 2 Teelöffel Blüten/Tasse Wasser, Aufguß, lange ziehen lassen. Die milden Weißdornwirkstoffe machen eine Dauerbehandlung notwendig.

**Sammelgut:** Blüten V—VI, Früchte VII—VIII.

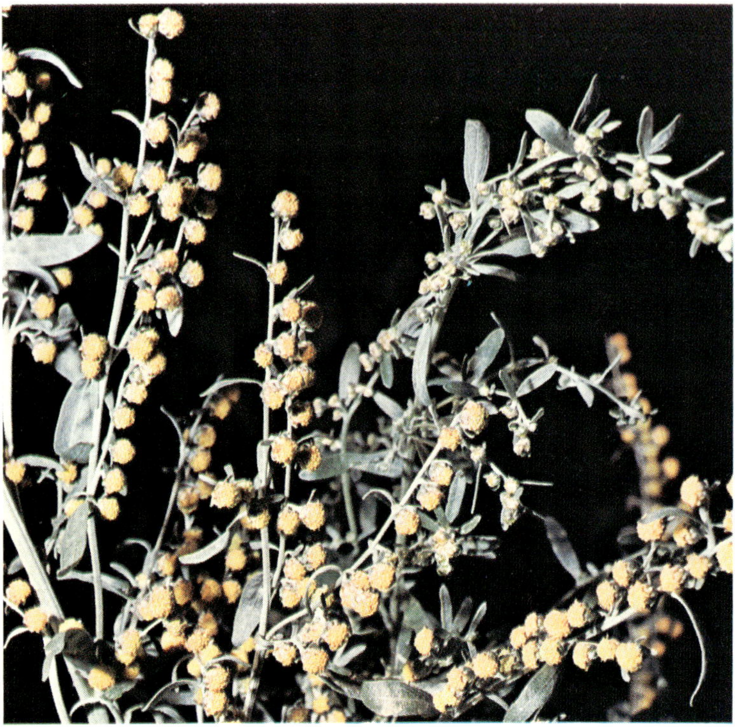

## **Wermut** - *Artemisia absinthium L.*

Familie: Korbblütler - Asteraceae

**Volkstümliche Namen:** Absinth, Magen-, Wurmkraut.

**Vorkommen:** meist angebaut, daraus verwildert. Wegränder, Ödplätze.

**Aussehen:** 60—100 cm hoher, verzweigter, silbergrau behaarter Halbstrauch, Blätter dreifach fiederspaltig, obere Blätter einfach, ungestielt. Blütchen gelb, kugelig, ohne Zungenblüten, sehr klein, Gesamtpflanze sehr aromatisch. **Inhaltsstoffe:** thujonhaltiges ätherisches Öl, Bitterstoffe, etwas Gerbstoff. **Heilwirkung:** bitter-aromatisches Magenmittel, magensekretionsanregend, vervielfacht die Bildung der Verdauungsenzyme, blähungstreibend, krampfstillend, galletreibend, wurmwidrig. Kombinationen mit Pfefferminze, Tausendgüldenkraut, Fenchel aus Geschmacksgründen empfehlenswert. Nicht in der Schwangerschaft, nicht als Schnaps.

**Zubereitung:** 1 Teelöffel/Tasse Wasser, Aufguß, kurz ziehen lassen. Dreimal täglich eine Tasse, stets 15 Minuten vor dem Essen. Nicht süßen!

**Sammelgut:** Blätter und blühende Spitzen, V—IX.

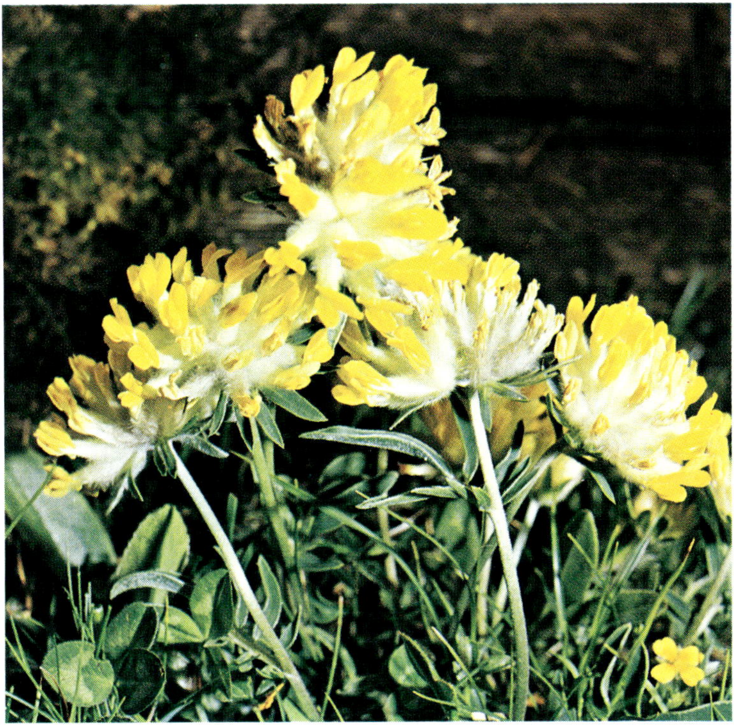

## **Wundklee** - *Anthyllis vulneraria L.*

Familie: Schmetterlingsblütler - Fabaceae

**Volkstümliche Namen:** Bärenklee, Wollklee.

**Vorkommen:** kalkliebende Pflanze auf stickstoffarmen Böden; Trocken- und Halbtrockenrasen, trockene Wiesen, trockene Kiefernwälder.

**Aussehen:** 15—30 cm hohe, ausdauernde Pflanze, niederliegend bis aufrecht, meist behaart, Blätter gefiedert, untere lanzettlich, Blüten meist in länglichen Köpfchen, meist goldgelb, oft rot überlaufen, zweifingerig geteilte Deckblättchen am Grund des Blütenstandes. **Inhaltsstoffe:** Saponine, Gerbstoff, verschiedene Farbstoffe. **Heilwirkung:** in der Volksmedizin oft als „Blutreinigungsmittel", zu Umschlägen bei der Wundbehandlung, auch gelegentlich Bestandteil von Hustentees.

**Zubereitung:** 2 Teelöffel/Tasse Wasser, Aufguß.

**Sammelgut:** Blütenköpfe ohne Stengel, VI—VIII.

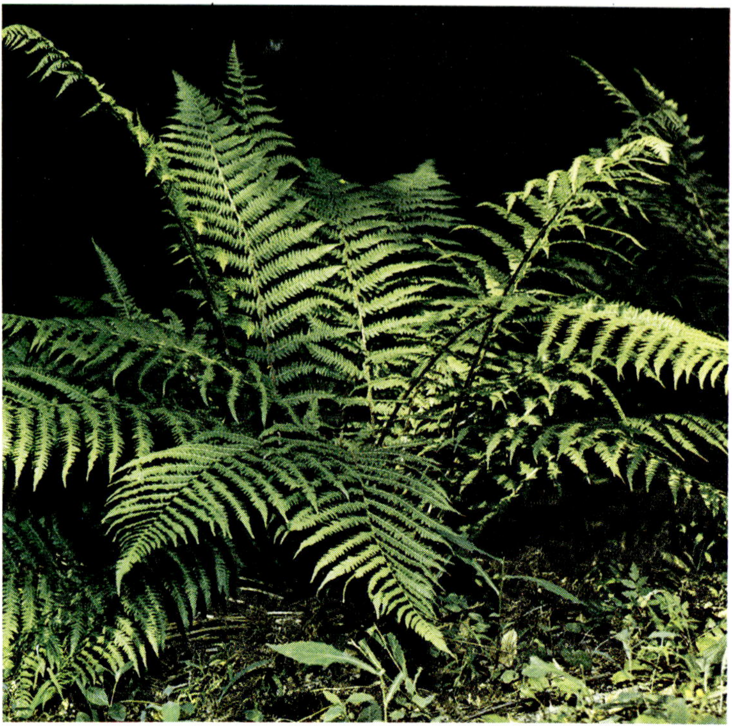

## **Wurmfarn** - *Dryopteris filix-mas (L.) Schott*

Familie: Schildfarne - Aspidiaceae

**Volkstümliche Namen:** Farnkraut, Waldfarn.

**Vorkommen:** schattige Stellen, Wälder, steinige Plätze.

**Aussehen:** 50—120 cm hohe Staude, schwarzbrauner Wurzelstock, mit dicken Blattstielresten dicht besetzt, zahlreiche lange, ästige, sproßbürtige Wurzeln. Blattstielreste sind mit rotbraunen Spreuschuppen filzig besetzt. Farnwedel doppelt gefiedert, Fiederblättchen ungestielt, ohne Stachelspitze. Auf der Unterseite in 2 Reihen Sporenkapselhäufchen, die von weißgrauen bis braunen, nierenförmigen Schleiern bedeckt sind. Junge Wedel spiralig eingerollt. **Inhaltsstoffe:** giftige, wurmwidrige Stoffe, Gerbstoff, Bitterstoffe. **Heilwirkung:** früher als Mittel gegen Eingeweidewürmer. Keine Selbstbehandlung mit dem giftigen Wurzelstock, da Erblindung oder tödliche Vergiftung möglich. Auch keine äußere Behandlung! Wurmbekämpfung nur auf Arztrezept mit ungiftigen Fertigarzneimitteln.

# Weiterführende Literatur


### Arzneipflanzen, einschließlich Heilpflanzensystematik, Pharmazie

Berger, Fr.: Handbuch der Drogenkunde, Bd. 1/7, Wien 1949/1967
Braun, H.: Heilpflanzen-Lexikon für Ärzte und Apotheker, Stuttgart 1981
Diener, H.: Drogenkunde, Leipzig 1984
Dragendorf, G.: Die Heilpflanzen der verschiedenen Völker und Zeiten, Stuttgart 1898
Frohne, D./Jensen, U.: Systematik des Pflanzenreiches (Pflanzl. Drogen), Stuttgart 1979
Frohne, D./Pfänder, H. J.: Giftpflanzen, Stuttgart 1982
Gessner/Orzechowski: Gift- und Arzneipflanzen von Mitteleuropa, Heidelberg 1974
Hager: Handbuch der Pharmazeutischen Praxis, Bd. 1/8, Berlin 1967/1980
Hänsel, R./Haas, H.: Therapie mit Phytopharmaka, Berlin 1984
Hoppe, H. A.: Drogenkunde, Bd. 1/2, Berlin 1975/1977
Madaus, G.: Lehrbuch der biologischen Heilmittel, Leipzig 1938
Moritz, O./Frohne, D.: Einführung in die Pharmazeutische Biologie (Pharmakognosie), Stuttgart 1967
Pahlow, M.: Das große Buch der Heilpflanzen, München 1979
Schneider-Frey: Drogenkunde nach Wirkstoffgruppen unter Einschluß der botanischen Grundlagen, O.-Hoffmanns-Verlag, München 1972
Spaich, W.: Moderne Phytotherapie, Stuttgart 1978
Steinegger, E./Hänsel, R.: Lehrbuch der Pharmakognosie, Stuttgart 1972
Steinmetz, E. F.: Codex vegetabilis, Amsterdam 1957
Wagner, H.: Pharmazeutische Biologie 2, Drogen und ihre Inhaltsstoffe, München 1982
Weiss, R. F.: Lehrbuch der Phytotherapie, Stuttgart 1982
Zepernick-Langhammer-Lüdcke: Lexikon der offizinellen Heilpflanzen, Berlin und New York 1984

### Allgemeine Botanik, Pflanzensystematik, Nomenklatur, Bestimmungsbücher

Aichele, D.: Was blüht denn da? Kosmos-Naturführer, Stuttgart
Ehrendorfer, Fr. (Herausgeber): Liste der Gefäßpflanzen Mitteleuropas, Stuttgart 1973
Encke, Fr./Buchheim, G./Seybold, S.: Zander — Handwörterbuch der Pflanzennamen, Stuttgart 1984
Fitter, R. u. A., Blamey, M.: Pareys Blumenbuch, Verlag P. Parey, Hamburg und Berlin
Garcke, A.: Illustrierte Flora, Deutschland und angrenzende Gebiete, Berlin und Hamburg 1972
Marzell, H.: Wörterbuch der deutschen Pflanzennamen, Leipzig 1937 f.
Rothmaler, W.: Exkursionsflora, Bd. 4, Kritischer Band, Berlin 1976
Schmeil-Fitschen: Flora von Deutschland und seinen angrenzenden Gebieten, Stuttgart 1982
Schönfelder, P./Schönfelder, I.: Der Kosmos-Heilpflanzenführer, Stuttgart 1982
Staflen, F., et alii: International Code of Botanical Nomenclature, Utrecht 1972
Strasburger, E.: Lehrbuch der Botanik, Stuttgart 1983
Tutin, T. G., u. a.: Flora Europaea 1/4, Cambridge 1964/1976

### Arzneipflanzenanbau

Ebert, Karl: Arznei- und Gewürzpflanzen — Ein Leitfaden für Anbau und Sammlung, Stuttgart 1982
Fritsche, Helga: Heilpflanzen biologisch ziehen, München 1981
Heeger, E. F.: Handbuch des Arznei- und Gewürzpflanzenanbaues — Drogengewinnung, Berlin 1956
Kreuter, Marie-Luise: Der naturgemäße Kräutergarten, München 1983
Kreuter, Marie-Luise: Kräuter + Gewürze aus eigenem Garten, Anbau, Ernte, Verwendung, München 1979
Vernazza, Clelia: Unser Kräutergarten, Hallwag TB 155, Bern 1982

### Heilpflanzen im Haushalt

Laux, Helga/Laux, Hans E.: Kochrezepte für Naturfreunde, Stuttgart 1981

# Alphabetisches Verzeichnis der deutschen und ladinischen Pflanzennamen

Weitere Begleitbücher und Schaubände von

# Christoph Mayr

### Schnapsfibel
Kräutergeist für Gesunde und Kranke. 112 S., 55 Farbfotos, 4 Schwarzweißabbild.

### Gewürzfibel
Einheimische Gewürze, Küchenkräuter und Wildgemüse. 128 S., 70 Farbfotos, 6 Schwarzweißill.

### Kleine Pilzfibel
110 S., 145 Farbfotos, 10 Schwarzweißill.

### Giftfibel
Giftstoffe aus der Tier- und Pflanzenwelt. 160 S., 192 Farbfotos.

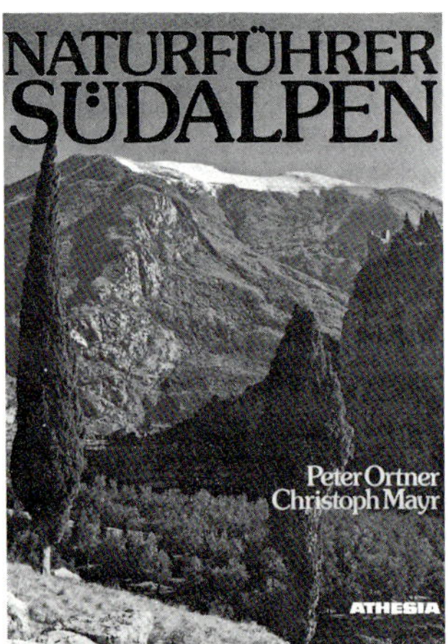


### Kleines Mineralienbuch
Südtirol-Trentino. Text von R. Exel. 80 S., 100 Farbfotos.

### Die Mineralien Tirols
in 2 Bänden.
Text von Reinhard Exel.
Jeder Bd. über 200 S., mit zahlreichen Farbfotos und Skizzen.

### Südtiroler Naturführer
Charakterbild einer Landschaft. Text von Peter Ortner. 246 S., 255 Farbfotos, 23 Skizzen.

### Naturführer Südalpen
Berge zwischen Mittelmeergärten und ewigem Eis vom Aostatal bis zu den Julischen Alpen. Text von Peter Ortner. 270 S., 312 Farbfotos, 23 Skizzen.

### Die Etsch
Natur- und Kulturbild eines Alpenflusses. Text von Peter Ortner. 208 S., 222 Aufnahmen, davon 218 in Farbe, 11 Kartenskizzen.

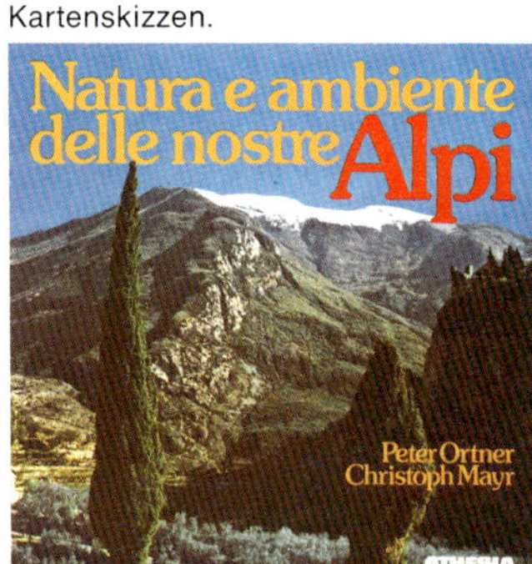